黄煌经方医话

思想篇

黄 煌 ◎ 著

中国中医药出版社

· 北京 ·

图书在版编目（CIP）数据

黄煌经方医话·思想篇 / 黄煌著 . —北京：中国中医药出版社，
2017.7 （2018.4重印）

ISBN 978 - 7 - 5132 - 4151 - 9

Ⅰ.①黄…　Ⅱ.①黄…　Ⅲ.①经方—汇编　②医话—汇编—
中国—现代　Ⅳ.① R289.2　② R249.7

中国版本图书馆 CIP 数据核字（2017）第 080080 号

中国中医药出版社出版

北京市朝阳区北三环东路 28 号易亨大厦 16 层
邮政编码　100013
传真　010 64405750
廊坊市三友印务装订有限公司印刷
各地新华书店经销

开本 880×1230　1/32　印张 7　字数 162 千字
2017 年 7 月第 1 版　2018 年 4 月第 3 次印刷
书号　ISBN 978 - 7 - 5132 - 4151 - 9

定价　49.00 元
网址　www.cptcm.com

社 长 热 线　010-64405720
购 书 热 线　010-89535836
侵 权 打 假　010-64405753

微信服务号　zgzyycbs
微商城网址　https://kdt.im/LIdUGr
官 方 微 博　http://e.weibo.com/cptcm
天猫旗舰店网址　https://zgzyycbs.tmall.com

如有印装质量问题请与本社出版部联系（010 64405510）
版权专有　侵权必究

前言

我在高中时代就喜欢文学，读小说，写诗歌，主编学校墙报刊物《葵花》，我的梦想是当作家或记者。走上中医之路后，依然喜欢动笔。学徒时代，我整理老中医医案，写实习日记；在读研和执教时代，我写读书笔记，写论文，写论著，写讲稿。10多年前，我主持公益性网站"黄煌经方沙龙"，更是不停地敲打键盘，记录下自己的所见所闻、所思所想，引导大家学习经方、应用经方。写作，让我的思维更加缜密，让我的经验得以保留，让我的思想和心得能与大家分享。这三本小册子，就是我这近10年来临床与读书、讲学与访谈、回忆与思考的实录。

临床篇是医案。整理个案，是中医传统的学习方式与研究方式。从每个案例中总结经验，训练识别方证的能力，可以让思维变得活跃。历史上整理医案的方法很多，大致有实录式与追忆式两种，我采用的是后者。而且多用第一人称叙事，语言也尽量通俗，因为，我知道我文章的读者大多年轻，而且初学者居多。案例多是经方验案，虽然是个案数则，但是以小见大，读者也可以从中了解经方方证以及识别的大法。

思想篇是对经方医学理论与发展问题的思考，以及我接受媒体采访的记录和我的一些讲话稿。20 世纪 70 年代初期，我学习中医以后，曾经困惑、迷茫、焦虑了相当长的时间，直到 90 年代初期，才心定气平，认准了经方这条大道。面对同道的质疑和学生的困惑时，我忍不住敲打键盘，回答诸如"经方是什么""方证是什么""为何要读经典""如何学中医""如何学经方""为什么要推广经方""经方医学如何发展"等问题。经过思考与写作，我更坚定了推广经方的决心，也明确了推广经方的方向与策略。

云游篇是游记，更是有关经方的随想。这些年来，我出国讲学的机会较多。每一处的讲学，经方都受到听众的极大欢迎。经方是经典方的略称，是我国东汉时期著名医学家张仲景所撰《伤寒论》《金匮要略》中的配方。经方是中华民族使用天然药物的结晶，蕴含着前人认识疾病、治疗疾病的思想方法和经验。我在推广经方过程中，更加体会经方的宝贵，更能感受到经方的魅力。虽在异国他乡，虽然满目奇景，但眼中唯有经方。云游篇中也有部分我的回忆录，其中大部分是写家乡的食物。我的儿童时代物质极其匮乏，吃，成了最大的快乐，记忆也最深刻。学中医后才明白，中医是一种生活医学，生活常识与生活经验是中医的血与肉，换句话说，中医就是吃出来的医学。所以，作为中医来写这些故乡的普通吃食，就更有感觉。

踏入医门至今已经过 43 年多了。临床与写作、讲台与电脑成为我生命的一部分。我庆幸此生选择了当中医，更庆幸走进了经方的世界，经方不仅给了我当医生的尊严和乐趣，经方浓郁的生活气息和人文特质更不断给了我写与讲的冲动和题材。这三本小册子里的一篇篇短文，是我在求索医理之路上的点点足迹，更体现着我一个普通中医人的片片情怀。

黄　煌

2017 年 5 月 1 日

目录

为什么要学中医

为什么要学中医？我想，其目的不外有三：第一，是为了谋生和挣钱；第二，是为了满足自己的某种兴趣和爱好；第三，是为了某种责任和理想。

古往今来，第一种人无疑是最多的。生存是人的第一需要么！医生也是人，也要养家糊口。第二种人也有不少。他们探寻中医的由来，他们尝试中药的疗效，他们在发现某种规律以后、他们在发明某种有效疗法或有效验方以后，常常得到一种满足感和愉悦感，这又成为他们进一步研究的动力。第三种人，不是很多。当年张仲景"感往昔之沦丧，伤横夭之莫救，乃勤求古训，博采众方"，撰写了《伤寒杂病论》。徐灵胎感慨医学"唐宋以来，无儒者为之振兴，视为下业，逡巡失传，至理已失，良法并亡"，而"不揣庸妄"写了医学宏论《医学源流论》；晚年又因当时医生"全废古书，随心自造，以致人多枉死"而"悲悯填胸，不能自已"，才写出了医医之书《慎疾刍言》。这两位医学家身上透出的就是一种对人类、对科学、对事业的崇高的责任感。他们是第三种人中间的成功者。

第一种人，经过努力，可以练就一手好技术，可以成为一方名医；但如果不努力，情况就比较差了，或半途而废，或为市井俗医，如心术不正，则可沦为江湖医之流。第二种人，带着好奇心而来，带着探究心学习，其必然学得充实，能发明创造者，非他们莫属。第三种人，既要有远大的志向，还要有艰苦的磨炼，同时，还需得到时代的烘托和机遇的垂青。一旦成功，那就是大人物，对中医学的贡献是一般人所无法比拟的。

我理解第一种人。作为教师，我们应该为他们学习实技提供各种条件，同时要不断地去唤醒他们内心的兴趣和爱好。我最喜爱第二种人。作为教师，要努力保护他们在学习中萌生的那种情感，同时，要积极地鼓励和帮助他们去研究。我敬仰第三种人。他们无私的行动，超常的毅力和勇气，是医学科学的宝贵精神财富；他们创造的学术成果，是我们继承发扬的基础；他们激励着我们，也让我们不断加深对人生价值的思考，加深对学习研究中医意义的认识。

在我的眼里，欲为良医，第一种人与第二种人的结合最为理想，在这个基础上能出现第三种人，那就是中医界的福分了。

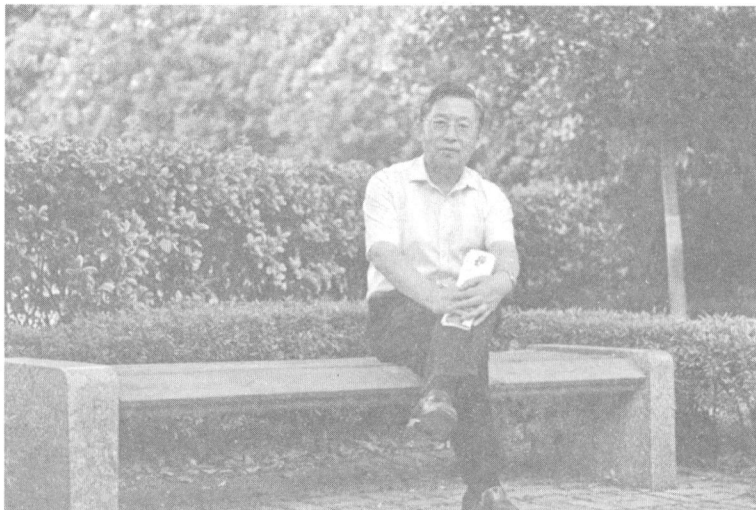

2016 年摄于南京仙林

我的药人方人说　　　　

1. 我的体质观的形成

1973 年，我开始跟家乡江苏省江阴市的名老中医叶秉仁学医，其间又向夏奕钧、邢鹂江等先生问业。夏、邢两先生均是苏南名医朱莘农先生的弟子。朱莘农先生幼承家学，壮年以擅长治伤寒大症而享盛名，平生对《伤寒论》钻研甚勤，临床重视验体辨证。他有句名言："医道之难也，难于辨证；辨证之难也，难于验体。体质验明矣，阴阳可别，虚实可分，病证之或浅或深，在脏在腑，亦可明悉，而后可以施治，此医家不易之准绳也。"其辨体质，多从望诊和切诊入手，尤其是擅长使用"咽诊"与"脐诊"。我虽无缘亲睹朱莘农先生诊病的风采，但从夏奕钧、邢鹂江先生的用药来看，他们非常重视强调客观指征，常常或凝神直视，或按压腹部，或察看咽喉，临床思忖良久，而当机立断，说："此人要吃桂枝！""此人要吃黄连！""此人是桂甘龙牡汤证！"这种以药－人相应、方－人相应的思路，对我的临床思路的形成影响很大。我曾一遍遍地翻阅苏南医家推崇的清代叶天士《临证指南医案》，从医案中归纳总结叶天士体质辨证的思想和经验，当时对体质的认识尚是零碎的经验和想法。

1979 年，我考入南京中医学院（南京中医药大学的前身）攻读中医各家学说，有机会深入研读了柯韵伯先生的《伤寒来苏集》，其以方类证的思路深深吸引了我。其后，又翻阅到日本一贯堂医学的体质论，其简便易用的思路让我耳目一新。20 世纪 80 年代中后期，我已经开始注意到不同体型、不同体貌患者在辨证用药上的不同点，将临床诊疗的思路从单纯的症状辨别以及对病论治转向辨体质论治。

1989 年我受中国政府派遣，赴日本京都大学医学部进修，期间我细细研读了细野史郎先生的《汉方医学十讲》，并有机会向细野诊疗所的坂口弘先生以及中田敬吾先生学习日本汉方，对日本汉方求实的思想产生了强烈的共鸣。在细野诊疗所每周一次的读书会上，为求易记和实用，我大胆地用药物名来命名体质，由此而形成了"药人"的概念。回国以后，我又以此"药人"概念为基础，将在日本讲学的讲稿整理成书，名《中医十大类方》。此时，我的体质论基本形成。以后，在临床上不断补充，成为本人临床处方用药的基本思路。

2. 我所认识的"药人"

所谓"药人"，就是适合长期服用某种药物及其类方的体质类型。这种体质，服用这种药及其类方，往往起效快，而且相对安全。我在《中医十大类方》中提出了五种"药人"，即"桂枝体质""麻黄体质""柴胡体质""黄芪体质""大黄体质"。后来，在临床上又发现了"半夏体质"等"药人"。遵循"药人"的经验识别，可以大致了解该体质患者可以考虑用哪一类方。这些"药人"，虽然以单味的药名命名，但就其内涵来说，应该冠之以"某某类方体质"可能更合适。不过，就如《伤寒论》中有"桂枝证""柴胡证"的提法一样，这种简约的提法，可能更便于记忆。下面，是我在临床常见的几种药人。

"桂枝体质"：患者肤色白而缺乏光泽，皮肤湿润而不干燥，口唇暗淡而不鲜红；体型偏瘦者多，肌肉比较坚紧，一般无浮肿；腹部平，腹部肌肉较硬而缺乏底力，如同鼓皮，严重者腹部扁平而两腹直肌拘急。多见于循环系统疾病、消化道疾病、营养不良患者。

桂枝体质是适合长期服用桂枝以及桂枝汤类方的一种患者体质类型。代表方为桂枝汤、小建中汤、桂枝加龙骨牡蛎汤等。这类患者在疾病状态中多表现为心肾阳气的不足，或肝胃阴液的不足，易于表虚，易于阳越，易于气脱，易于气阴两虚。

"柴胡体质"：患者体型中等或偏瘦，面色微暗黄，或青黄色，或青白色，缺乏光泽。肌肉比较坚紧，舌苔正常或偏干。主诉以自觉症状为多，对气温变化反应敏感，情绪波动较大，食欲易受情绪的影响，四肢冷；女性月经周期不准，经前多见胸闷、乳房胀痛结块等。多见于精神神经系统疾病、免疫系统疾病、呼吸系统疾病、胆道疾病患者。柴胡体质是适合长期服用柴胡以及柴胡类方的一种体质类型。代表方为小柴胡汤、柴胡桂枝汤、柴胡加龙骨牡蛎汤、四逆散等。此类患者在疾病状态中多表现为气机的郁滞或逆乱，或外邪郁于半表半里不易透发，或肝胆胃的气机易于逆乱，或气滞，或血瘀。

"麻黄体质"：患者体格粗壮，面色黄暗，皮肤干燥且较粗糙；恶寒喜热，易于着凉，着凉后多肌肉酸痛，无汗发热；易于鼻塞、气喘；易于浮肿，小便少，口渴而饮水不多；身体沉重，反应不敏感；咽喉多不红，舌体较胖，苔白较厚，脉浮有力。多见于体格壮实的中青年和体力劳动者。呼吸道疾病、骨关节痛、寒冷、疲劳等常是这种体质患者患病的主要诱因。麻黄体质是适合较大剂量服用麻黄以及安全使用麻黄以及麻黄类方的一种体质类型。代表方为麻黄汤、麻黄附子细辛汤、葛根汤等。此类患者在疾病状态中多表现为寒气郁表，或肺气郁闭，或寒湿滞留经络之间，或表里俱实。

"大黄体质"：体格健壮，肌肉丰满，食欲旺盛，但容易腹胀，或大便秘结，口唇红或暗红，舌苔多厚；皮肤易生疮痘；血压偏高，或血脂偏高，或血黏度偏高；精神状态饱满，易烦躁，易激动。消化系统疾病、代谢病、感染性疾病等多见这种体质。这种患者长期使用大黄比较有效而且安全。大黄体质多见于中老年人。代表方为大柴胡汤、三黄泻心汤、桃核承气汤、黄连上清丸、防风通圣散等。此类患者在疾病状态中多表现为积滞伤食，或腑气不通，或瘀热于内，或积热上冲，或积热逆于营卫之间。

"黄芪体质"：其人多面色黄白或黄红隐隐，或黄暗，都缺乏光泽；浮肿貌，目无精彩；肌肉松软，腹壁软弱无力，犹如棉花枕头，按之无抵抗感以及痛胀感；平时易于出汗，畏风，遇风冷易于过敏，或鼻塞，或咳喘，或感冒；易于浮肿，特别是下肢，手足易麻木；咽喉多不红，舌质淡胖，舌苔润。这种体质的形成，除与遗传有关外，尚与缺乏运动、营养不良、疾病、衰老等有关。患有心脑血管疾病、糖尿病、骨关节退行性病变、免疫系统疾病、血液病、呼吸道疾病、消化道疾病的中老年人多见黄芪体质。黄芪体质是适用长期服用黄芪及其类方的体质类型。代表方如黄芪桂枝五物汤、防己黄芪汤、黄芪建中汤、玉屏风散等。此类患者在疾病状态中多表现为肺脾气虚，或表气不固，或气虚血瘀，或气虚湿阻，或中虚等。

"半夏体质"：营养状况较好，肤色滋润或油腻，或黄暗，或有浮肿貌，但缺乏正常的光泽；形体并不羸瘦，肥胖者居多；主诉较多且怪异，多疑多虑，易于精神紧张，情感丰富而变化起伏大；易于出现恶心感、咽喉异物感、黏痰等；脉象大多正常，或滑利；舌象多数正常，或舌苔偏厚，或干腻，或滑苔黏腻，或舌边有两条由细小唾液泡沫堆积而成的白线，或有齿痕舌。半夏体质是适合与较长时间或大量服用半夏及其类方的体质类型。代表方为小半夏加茯苓汤、温胆汤、半夏厚朴汤等。此类患者在疾病状态中多表现为痰热内壅、痰气交阻、风痰上扰、痰湿内阻等。

此外，还有见"人参体质""当归体质""芍药体质"等。

3. 我所认识的"方人"

"方人"，是近年来本人在药人的基础上提出的一个新的概念。2003 年来，我在给南京中医药大学开设《经方应用》中，为使大学生能更快捷地使用经方，而将本人应用经验做一总结，特别提出适合使用本方的患者在体型体貌、心理行为特征、发病趋势等方面上的特征，并以此命名此类患者，简称"方人"。也就是说，所谓"方人"，即对本方有效而且适合用长期服用此方的体质类型。比如我对那些服用温经汤有效，而且长期服用也比较安全的患者，常常称之为温经汤体质。所以，常常病人一来，大致就晓得该用何方。比起药人来说，方人更具体，范围更明确，往往与某些疾病或某类疾病相关。可以说，方人是体质与疾病的结合体。下面，也是我临床常见的几种方人。

"温经汤体质"：羸瘦，肌肉松弛，腹壁薄而无力；口唇干燥而不红润，皮肤干枯发黄发暗，缺乏光泽，或潮红，或暗红，或黄褐斑。有些患者的手掌脚掌出现裂口、疼痛或发热感；指甲变薄变脆，缺乏光泽。还有的女性可以出现阴道炎、阴道干枯瘙痒，毛发出现脱落、干枯、发黄，易于折断。许多妇科疾病，特别是卵巢功能性疾病患者多见这种体质类型。

"三黄泻心汤体质"：营养状态比较好，无明显虚弱表现，面部暗红，腹部充实有力，食欲较好，大便干结或便秘，多有出血倾向；咽喉多充血，唇色或舌质红或暗红，脉象滑数。体检血压、血脂、血液黏度、血尿素氮较高者。目前最多见于高血压、动脉硬化患者以及出血性疾病。

"炙甘草汤体质"：羸瘦，面色憔悴，皮肤干枯，贫血貌。这种体质状态，多见于大病以后，或大出血以后，或营养不良者，或极度疲劳者，或肿瘤患者经过化疗以后。患者精神萎靡，有明显的动悸感，并可伴有早搏或心房、心室颤动等心律失常。消耗性疾病、呼吸道疾病，或循环系统疾病，或血液系统疾病等的患者多见这种体质类型。目前在临床上多见于肿瘤患者及老年病患者。

"黄芪桂枝五物汤体质"：其人多肌肉松弛，皮肤缺乏弹性，平时缺少运动，食欲虽好，但经常疲乏，头晕，气短，尤其是在运动时更感力不从心，甚至出现胸闷胸痛，或头晕眼花。运动心电图常提示心肌缺血。面色黄暗，也有见暗红者；其舌质多淡红。头痛、胸痛、身痛、肢麻的中老年人多见这种体质类型。

"桂枝茯苓丸体质"：患者体质比较强壮，面色多红或暗红、皮肤干燥或起鳞屑，唇色暗红、舌质暗紫等；腹部大体充实，脐两侧尤以左侧下腹更为充实，触之有抵抗；大多伴有主诉压痛；多有头痛、便秘、腹痛腰痛、心悸等症状。妇科病、男性的生殖系统疾病、皮肤病、周围血管病变以及五官科疾病等的患者多见这种体质。

此外，还有如"桂枝加龙骨牡蛎汤体质""大柴胡汤体质""四逆散体质""当归芍药散体质""防己黄芪汤体质""防风通圣散体质"等。

4. 几点说明

（1）体质的确定，是有效并且安全使用中药的基础。由于当前疾病谱的变化，中医的服务对象主要是慢性病患者。慢性病的治疗原则以调整体质状态为主，服用药物的周期长，如果不针对体质用药，常常会出现许多副作用。所以，"药人""方人"的提出，也是有时代背景的。

（2）以上列举的"药人"与"方人"，并不能包涵人类体质的全部，而仅仅是本人临床上常见的适合使用某种方药的体质类型。就其人种来说，仅仅限于亚裔黄种人。也就是说，我的"药人""方人"说，不属于体质人类学的范畴，而是一种应用中药及其配方的技术。

（3）我所认识的"药人"与"方人"，应该是药证与方证的延伸，尤其是突出药证、方证中"人"的部分，也就是突出了患者的体型、体貌以及发病趋势的特征，从而突出了药证、方证的客观性和整体性。这样，可以使人更易于把握方证与药证，更容易从整体的角度看问题。换句话说，"方人""药人"的提出，与其说是经验的传授，到不如说是思维方式的强调。从本人的教学实践看，讲"方人""药人"，可以让当今的中医大学生们的思路发生很大转变，一方面，让他们从纷繁的理论中摆脱出来，转向朴实无华的临床技术；还有一方面，让他们从"对病用药"以及"对症状用药"的思路中解放出来，转向整体的用药思路。所以，"药人""方人"说的提出，是一种中医临床思维方式的技术调整。

（4）重视患者的体质特征，是古典中医学的基本思想。在《伤寒论》《金匮要略》两本书中，有许多有关患者的体貌、体态特征及疾病的易趋性的记载。如尊荣人、失精家、亡血家、支饮家、中寒家、湿家、喘家、呕家、冒家、淋家、黄家、疮家、衄家、汗家、盛人、强人、瘦人等。这些病人的个体特征，为张仲景的处方用药提供了十分重要的参照及依据。本人的"药人"与"方人"，很多都能从张仲景所说的那些"人"、那些"家"中找到影子，比如黄芪体质与尊荣人相似，桂枝体质与失精家相似，麻黄体质与湿家相似。

（5）作为本人处方用药的参照系，"药人""方人"说具有一定的预测病情以及指导选方用药的临床实用价值。但这种体质归纳，经验性很强，许多是经典的训示以及前人临床经验的提示和总结，当然。其中许多是本人的临床经验。所以，这个学说尚不是十分成熟的，需要不断改进和完善。

（此为 2006 南京国际中医药论坛上的发言稿）

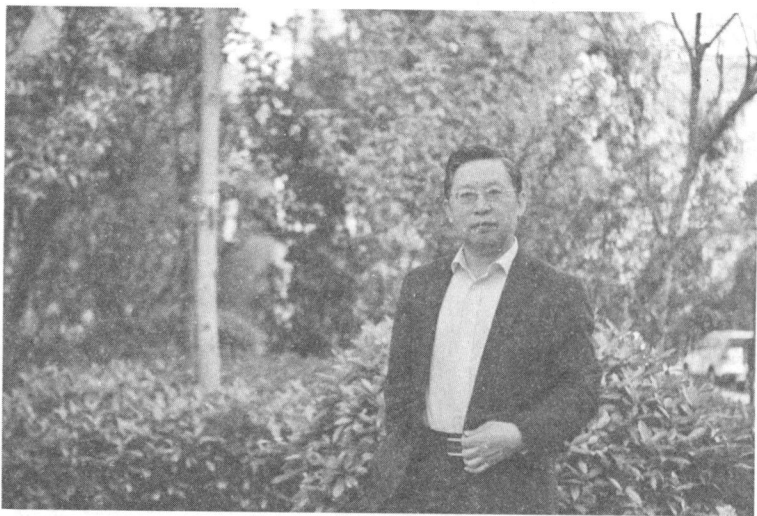

2017 年春摄于无锡市中医院

给青年中医们的建言

1. 先摆事实，再讲道理

先讲"是什么"，再讲"为什么"，这是学习中医的第一步，也是研究中医的第一步。多少年来，有多少的中医，往往忽略了这个基本程序，往往事实尚未弄清，而去大谈道理，结果把假说当成真理，将臆想作为事实，这哪有科学的影子？

2. 不求其全，但求其真

像《中医十大类方》中所说的体质就是不完整、不齐全的，因为不可能讲齐全，而是将临床上看的见的症状归纳起来，这是来自自己的实践，是真的。

3. 择善而从

中医学是宝库，但未必里面件件是金玉，也有不少垃圾。所以，学中医必须要会选择，"去伪存真"很重要。就像沙里淘金，"吹尽黄沙始到金"，要会淘，要会选择。选择也是一种能力，是学中医必备的能力。

4. 临床见功夫，疗效做文章

中医学是非常务实的，最忌空谈和玄谈；要重视临床，要把解决患者的病痛放在第一位。离开了临床疗效，中医的一切都将灰飞烟灭。

5. 与时俱进，随俗而变

中医有地域性、文化性，"随俗而变"是司马迁对名医扁鹊行医特点的高度概括。这就是说，要根据服务对象的不同，调整我们服务的内容和性质。现在还要加上"与时俱进"一句。我们的中医必须发展，随着时代的发展而演进，如果还去拷贝一个汉代的张仲景，那是没有前途的，我们要培养一个具有时代气息的张仲景。

6. 诊断现代化，用药天然化，观念全科化，服务社区化

这是我对现代中医的理想化描述和看法。诊断不必分中西，现代疾病的诊断概念必须懂，也必须采纳。但是在用药上应有中西之别，使用天然药物应当是中医的重要特色。但天然药物有天然药物的用法，所以，中医传统的处方用药经验和规则不能丢！现在医院专科化，这是与现代医学以疾病为基本单位的思想有关的，但中医历来不分科，因为其医学的着眼点是人而不是病，所以，整体观念，全科观念不能丢！中医的优势在哪里？在基层，在门诊，在家庭，在社区；病房要搞，社区医疗更有搞头，这是中医的传统阵地，同样不能丢！

（此文刊于南京市中医学会编辑的 2006 南京青年中医论坛论文集）

关于当前中医科普工作的思考 |

1. 中医原来是一部史

中医的科普，首先要弄清中医的本质是什么。中医不是现代意义上的科学，也不能照搬现代科学的普及方式。说中医实质上是一部史，就是说普及中医应该用历史唯物主义的方法去分析中医，去讲中医，而不是简单全盘照搬中医的东西。因为中医的起源很早，从《黄帝内经》到现在至少有2000年以上的历史，其间中医在流传过程中，由于时代不同、地域不同、传人不同，中医的形态也不一样，尤其是中医理论，其概念更是多种多样，歧义性十分明显。所以，中医的科普是十分困难的。另外，中医还是中华民族，特别是汉民族传统的生活经验和生活方式，中医的内容不可能全是科学的内容，许多是属于文化范畴的内容。讲中医的科普，首先要选择中医中属于科学的内容，而且是值得普及的东西。什么值得普及？我认为，首先是中医的历史，让人们了解中医是怎么过来的？历史上曾对人类健康事业做出过哪些贡献？从而增强人们的民族自豪感，增进对中华传统文化的了解。这种历史科学方面的普及工作，应该放在儿童，放在学生。建议在课本上增加这方面的内容，各省市应有自己的地方中医史馆。其次，是药物学知识。建议各省市在植物园内开辟草药园，普及植物药方面的知识，培养孩子们热爱自然、热爱科学的思想和情趣。

2. 讲中医理论要谨慎，临床事实是重点

如果仅仅讲历史，那还不应该叫科普。科普的目的是提高公众

的科学素质，而其中科学精神、科学思想、科学方法的普及尤为重要。这是中医普及的难点和重点。由于当前学术界对中医的看法不太一致，有中医的伪科学论，有中医的超科学论，两者均有一定的市场，这说明中医科普是难度极大的工作。在进行科普工作时，一定要十分谨慎，在学术界没有统一之前，不要简单地给中医下结论，更不能在公众媒体大讲中医理论，并盲目地拔高中医理论的"科学性"。建议在选择科普内容时，除了讲历史事实外，还应将重点放在那些临床事实上，也就是那些国际、国内公认的中医疗法等，比如针灸、方药等。面对以广大成年人为对象的中医科普内容，应该多介绍一些确有实效的临床技术。对于一些如饮食宜忌、养生养性等方面的内容，那只能作为一种文化习俗让大众了解即可，而不能误导大众将这些东西当作科学的真理，当成中医的精华去接受，去传承。

3. 中医科普的底气源于中医科研

中医科普的难题太多。比如中成药的说明书，估计90%以上的老百姓是看不懂，弄不明的。六味地黄丸"滋阴补肾，用于头晕目眩、腰膝酸软、遗精盗汗"；附子理中丸"温中健脾，用于脘腹冷痛，肢冷便溏"，到底对现代哪些疾病有效？有哪些症状就可以使用本药？不要说老百姓，就是医生也说不明白！再比如忌口的问题，有些医生说得信誓旦旦，但科学根据有多少？就如所谓的"发物"，究竟何为"发"？"发"什么？也是一笔糊涂账。还有保健品，从灵芝、人参到冬虫夏草，究竟功效如何？何谓阴虚？何谓阳虚？何谓肾虚？何谓"湿热"？何谓热性？何谓寒性？何为"风热感冒"？何为"风寒感冒"？哪些病适宜看中医？哪些病不宜看中医？要给老百姓说清楚这些问题，还真是不容易。说白了，中医科普的底气不足。其原因就是科研没有跟上去，许多中医的科研，没有解决具体问题，没有解决涉及中医临床的重大问题，没有将那些千家万户关心的常见问题作为科研课题来研究。这个问题，应该引起各级行政管理部门及中医科研、学机构的重视。没有中医科研的铺路，中医科普的步子是无法向前挪动的。

4. 中医科普要让人听得懂，用得上

经常看到报刊上的中医科普文章，大多玄奥的理论术语一大堆，读来让人不知所云。这种文章，很难说是科普文章。科学就是反对神秘，科学就是要走向大众。中医科普，同样需要将古代中医中的神秘内容剔除出去，科学地讲中医，要让现代的人听得懂！这应该是中医科普的方向。如果一下子说不清楚，就不能硬说，可以留置以后再说，这本身就是实事求是的态度。中医的理论，不仅仅是解释的功能，更重要的是临床指导功能，如果解释过度，尤其是用玄奥的术语解释过度，那就会使中医沦为玄学、沦为废除的境地，那将会走到中医科普的反面。还有，中医的实用性强，与人们的日常生活息息相关，所以，中医科普的内容要有实用性。如果道理说了半天，没有实用性，没有可操作性，那就不是普及，而是让人讨厌。还有，中医科普应该是因人而宜，即应该针对不同的对象设计不同的普及内容。对学生，可多讲历史知识；对社区中老年人，可多讲保健知识；对知识分子，可多讲中医药科研的进展；对农民，则应该多教会他们简单、方便、实用、廉价的中医中药防病治病技术。

中医药现代化的几点思考

（一）

中医药学是中国人传统的生活经验和生活方式，不同的时代，不同的地域，会有不同的中医药形态。比如，汉唐时代，是中医的经验化时期，中医药学的精气神无不积聚于此时；金元时期，各家学说纷纭杂至，是中医的杂学化时期；明代，理学昌盛，于是各家大讲阴阳、太极、性命之学，是中医的理学化时期；明末清初，倡导实学，医学精神为之一振，伤寒、温病之学盛行，是中医的复兴时期；而晚清医家以舞文弄墨为时尚，医案写成骈体文，俗文化充斥其间，是中医的庸俗化时期；"五四运动"以后，中医界的有识之士倡导科学化，发皇古义，融汇新知，其时的中医形态焕然一新，但其进程很短暂；新中国成立以后，特别是"文革"期间，是史无前例的中医政治化时期；而改革开放以后，又进入了中医的政治化、市场化、现代化相交错更迭的时期，现代的中医形态更是五花八门。不同时代的中医，其内容不一样，思路也不一样。试问，当年鲁迅先生尖刻讽刺的那个中医，与汉代的张仲景、唐代的孙思邈能一样吗？同是中医，朴实的汉代经方与虚玄的太极水火能兼容吗？还有，不同的地域，由于地理环境、生活习俗、宗教信仰的不同，也带来各地中医药的不同形态和特征。西北中医，用麻黄、桂枝者多；两广中医，用新鲜草药者多。江浙中医用药轻灵纤巧，多用养阴理气清热剂；而川蜀中医用药峻重，多用辛温散寒化湿方。所以，讲中医，不能离开具体的内容；讲中医药现代化，更不能笼而统之谈现代化。否则，必然导致意见相左。近年来中医药存废话题重提，对此，很多人谈得慷慨激昂，说得怒发冲冠，但细细想想，他们各人心中的中医其实是不一样的，所以根本没有说到一起去，犹如盲人摸象一般。

（二）

就目前中医药的发展现状来说，最需要的还不是科研经费，而是科学精神。世间的学问未必都是看得见、摸得着的，但真学问必然是从看得见、摸得着开始的。中医的当务之急，是与玄学绝交，尽快沿着自然科学的轨道运行。不要再强调"医者意也"，不要强调追求"只可意会，不可言传"的境界，不要轻信"内观""自省""顿悟"及特异功能，中医药的临床技术以及理论肯定离不开前人长期实践的经验积累。尽管阴阳五行不可捉摸而富含深义，但中医主要是用药、用方、用针、用灸、用力看病的，而不是用概念、用术语、用意念、用心诚看病的。中医药不是巫术，也不是宗教。《周易》蕴含着古代中国人的智慧，与古医学也有相通之处，但欲为中医，不读《易经》可以，但不读《素问》《灵枢》《伤寒论》《金匮要略》万万不行的！所以，当今的中医界，也不要过分强调医易同源，还是让年轻人多专注于临床，专注于医疗技术，专注于研究古代医学经典为好。

（三）

科学的方法是四海皆宜的，当然，中医药也能用。讲中医药现代化，就是希望中医药不能排斥现代科技，包括不能排斥现代医学。20 世纪就有人用塞里的应激学说去解释《伤寒论》，用控制论、系统论来解释中医理论，有别开生面的感觉。循证医学是从国外传入我国的新兴学科，现代就用于中药的有效性与安全性的评价，虽不能说尽善尽美，但其严谨性让人折服。现代的数理统计方法，如因子分析、聚类分析、数据挖掘等，在中药古代文献的整理研究上大有用武之地。还有，现代医学关于疾病的认识，也照样可以帮助中医药提高疗效，因为古代中医的识证，就包括辨病。现在将辨证与辨病分开的观点，是不符合历史经验和临床实际的。当今中医，如果不懂得现代医学，那是不可思议的。

（四）

吸收与借鉴现代科技，不能盲从。特别是在对待现代医学理论的态度上，更应注意。由于思维角度、认识方法及手段的不同，中医药与现代医学之间在认识人体和防治疾病的观念和方法上还是有许多不同点的。有人说，西医是治"人的病"，中医是治"病的人"。这句话虽不全面，但也提示了中医的优势在于重视整体，重视个体差异。所以，要尊重中医药的临床事实，不能因为现代医学理论不能解释而轻易否定。比如肿瘤的治疗，本人采用柴苓汤、炙甘草汤等经方，不治其"病"，但治其"人"，目标不是肿瘤的缩小与否，而是要其人"精神不垮，胃口不倒，体重不减"。可能这些配方没有直接抑癌抗癌功效，但留人治病，是从整体出发的疗法，根据我的临床观察，以上经方对延长患者的生存期和提高生活质量确有效果。还有，要防止简单地引用药理实验的结果当作临床使用中药的依据，动物实验、体外试验毕竟与临床有相当的距离。

（五）

中医药人士要有自信：不因古而卑，不因土而卑，不因中而卑，不因廉便而卑。中国人用天然药物数千年，亲身尝试，经验弥足珍贵，古有何卑？中医药与各地风土人情紧密相连，其治疗方法，不外是喝汤针灸拔罐，人人从小见之，在乡间闾里行之，可谓土，但切近生活，是生活的医学，是生活的智慧，土又何卑？当今世界，东西文化平分天下，不能论高下优劣。中西医学也各有短长，当今来中国学习中药、针灸的外国人数千上万，中医药已经走出国门，与现代医学一样能造福当今人类，中又何卑？中药价廉，针灸、推拿简便，这本是了不起的优势，有助于解决当今国人看病贵之难题，只是当今有些医院办成医店，有些开方人甘当卖药人，所以，中医药的廉便反而成为自卑自鄙的理由。但我坚信，今后形势必然变化，中医药当以廉便为傲！

（六）

中医药虽有文化的性质，但说到底，中医药是防病治病的一门技术。看病就要在临床上见功夫。立足临床，是中医药所有问题的出发点和归结点。要以临床疗效折服世人，要以临床实战训练学生，要以临床成果考核医生，要以临床事实创新理论，要以临床经典训示后人，要以临床效益评估论文。一切从临床出发，临床实践才是检验中医药理论的惟一标准。当今中医药界的伤痛，是临床人才严重不足，许多从事教学、科研、管理的中医药人员大多缺乏临床经历及经验，导致教学质量下降，科研思路失误，管理方法失策。这个问题已经十分严重，应该引起中医药高层的关注。

（七）

做中医难，难在用药；用中药难，难在没有规范，特别是现代社会能够接受的规范。在没有解决这个问题之前，讲中医药现代化、中药现代化都是没有意义的。剂型做得再精美，服用再方便，都是没有意义的。做医生的都熟悉患者在医生面前所说的话，只要有效，我什么都肯吃。用药规范，就是要保证有效，保证安全。从这个意义上说，制定中药的应用规范，成为中药现代化的前提和基础性工作。

（八）

中医药要走近大众。

首先要让大众听得懂。中医药的名词术语往往让人似懂非懂，或者根本不着边际。中成药的说明书就应该好好改一改。比如小柴胡冲剂，用于"胸胁苦满、往来寒热"，不要说是老百姓，恐怕大多数的医药人员都看不懂。再如六味地黄丸，功效"滋阴补肾"，何为滋阴？何为补肾？老百姓看了必然一头雾水。而所主治的"头晕耳鸣、腰酸膝软、遗精盗汗"的几个症状，根本无法说清楚六味地黄丸的主治范围。再如附子理中丸，本是千年名方，但其说明书上"脘腹冷痛、肢冷便溏"，也让人摸不着头脑，当然也谈不上正确使用。

其次，要让大众信得过。中药及其制剂一定要有有效性与安全性的评价。许多中药的疗效缺乏令人信服的证据，光靠传说往往不能让绝大多数的现代人接受。中药在欧美等国家遭遇冷落，原因主要在此。同时，中药也未必是无毒副作用的，许多中药常常导致肝肾功能损伤，龙胆泻肝丸导致肾衰就是。

三是要让大众用得上。也就是要使中医药能适应现代人的生活节奏，要方便、快捷、经济、环保、卫生，要符合当今人们的审美情趣和生活理念。

四是要让大众认得清。要教老百姓识别什么是真中医？什么是伪中医？这个任务十分艰巨，而中医药界几乎没有做多少这些科学普及的工作。中医药如果离开了大众的支持，就是一株失去土壤的古树，必然轰然倒下。

（此文 2007 年 12 月 10 日中国中医药报收载，有删改）

特立独行的经方家

经方家大多是具有特立独行治学态度的医家。古代的徐灵胎、舒驰远、吉益东洞是这样，近代的曹颖甫、范文虎是这样，现代的章次公、胡希恕也是这样，今后的经方家肯定也是这样。

特立独行，就是敢于怀疑，敢于创新，敢于张扬学术个性，在同质化的潮流中逆向而行；特立独行，就是超越世俗功利，有自己的理想和信念，追求真理，甘愿寂寞，甘愿献身。

特立独行的医家，是中医历史上的侠士英雄，尽管他们有的曾被误解，有的折戟沉沙。但是他们的思想依然可颂可扬，他们的学术成果，依然可圈可点。

特立独行的经方家，是中医学人中最具有突变能力的基因，是中医学术的脊梁。

方证的识别简单吗

2009-4-16

方证的识别简单吗？说简单，确实简单。方证大多有客观指征，可以见，可以摸，可以拿到各人面前来分辨。但说不简单，确实非常复杂和困难。难在哪？难在方证与病相关，还与人相关。同一方，病不同，方证有差异；人不同，方证也有差异。所以，在临床千变万化的病人面前，要确定方证，也是相当的不容易。也就是说，方证的识别，大多需要在具体的病人身上才能确定。而由于疾病常常不典型，病人的表述常常不清晰，我们医生的即时精神状态也不一样，方证常常似是而非，忽隐忽现，若即若离，让你不可捉摸。所以方证的识别其实是相当困难的，需要经验，需要知识，需要大量的可供参照的资料，还需要医生很好的体力、脑力和耐力。学经方其实是最难的！因为求真难。经方之路，是入门容易入室难，登山容易冲顶难！

辨方证的硬功夫

如何将病人的诉说转化为方证？这是经方学习中的难点，更是临床医生的功夫所在。由于病人的文化层次不同、表述方式不同、心理及精神状态不同，同一个方证，在很多病人的口中却表现得十分模糊，甚至近乎失真。比如，麻黄汤证的无汗，有的病人是以"不太出汗，就是夏天也很少出汗"表述，有的则以"我的皮肤没有油，干燥，冬天更明显"表述，有的则以"我体育锻炼后皮肤发红，很难受，发痒"来表述，有的干脆一点也提不到汗的话题。所以，要靠我们医生的眼睛和手感。一般来说，麻黄证的无汗多表现为皮肤干燥和粗糙，摸上去毛糙，或刮之有白痕或脱屑。许多皮肤病都表现为麻黄汤证，但病人绝不会以汗出有无作为主诉。所以，看出来的方证和摸出来的方证最可靠，而练就望诊和切诊的硬功夫，是培养经方临床高手的关键。

日本汉方医学的长与短

2009-05-31

汉方，与汉字、汉语一样，是中国特色的文化之一。从唐代开始东传的汉方，在日本这块土地上不断发展，至今已经形成了学术特色鲜明的日本汉方。从吉益东洞到大塚敬节，从浅田宗伯到细野史郎，从丹波元简到森立之，一大批日本汉方学者以其聪明才智，共同构筑起了精美的汉方医学大厦。日本汉方的特色和优势，不仅日本汉方医者要继承发扬，中国汉方医者也需要学习和借鉴。

日本汉方实用性强。其表现有二：一是重视方剂。吉益东洞明确指出：医之学，方也。复方是古代医家使用天然药物的经验结晶，是治病智慧的所在，更是汉方医学的核心内容。当今进入日本国民医疗保险的 233 种汉方制剂，就是汉方中的精华。二是重视方证。方证是临床用药的目标，实用性极高，方证相应就能取效。没有纠缠于笼统浮泛的方义，而着力于明确规范的方证，这正是日本汉方的求实之处。

日本汉方的客观性强。腹诊和体质是日本汉方最有魅力的部分。吉益东洞开创的腹诊法，经过汤本求真等近代汉方家的充实完善，已经成为经方方证识别中不可缺乏的诊察手段。森道伯一贯堂的体质学说，也以其极强的客观性，为临床医生所接受。许多日本汉方家从心理行为特征上对方证体质的鉴别，也很有临床意义。

日本汉方文献的可信度大。无论是汤本求真的《皇汉医学》，还是矢数道明先生的《汉方治疗百话》，文风朴实，没有空话，许多经验非常实际，可以重复，可以传承。《汉方临床》等汉方杂志上登载的不少报道，忠于临床事实，有的虽为个案，但记载详细，前后对比疗效确实。

日本汉方与现代医学的结合比较紧密，有现代感。同时，日本汉方重视制剂的现代化，重视汉方药物的质量控制，在规范化建设上是一流的。可以认为，在汉方国际化的进程中，日本汉方极有可能捷足先登。

不可否认，日本汉方也有一些不足之处。

第一，加减不便。由于日本汉方推广成方颗粒制剂，由此限制了方剂药味的加减以及药量的增损，久而久之，也影响了日本汉方对单味药物的研究，特别是药证的研究不深入，这容易使日本汉方酿成有方无药的弊病。因此，传统汤剂的传承和研究，应该引起重视。

第二，毒药的应用过于谨慎。可能是出于安全用药的考虑，日本汉方不仅不用马钱子、巴豆、甘遂、斑蝥等毒药，就是对药性比较明显的附子、麻黄、甘草也十分谨慎，甚至对小柴胡汤也心存恐惧。这种心理需要调整。"是药三分毒"，有毒药的使用，往往是攻克重病难病的途径之一。要发展汉方，毒药不能偏废，关键是合理应用。

第三，发展乏力。应该说，20世纪中叶，是日本汉方的鼎盛时期，大塚敬节、矢数道明、细野史郎、龙野一郎、奥田谦藏等均是那个时期的佼佼者。日本汉方在古方今用、方证研究、现代药理、文献研究、剂型改革等方面，都取得了骄人的成果。但是，这些年来，日本汉方缺乏新的学说，经验积累没有重大突破，而汉方界内部思想也比较混乱，日本汉方的特质有被钝化的迹象。

第四，与国外的交流闭塞。中日张仲景学术研讨会仅仅举办了3

次，便关上了交流的大门，已经是持续近 20 年的沉寂。日本汉方医家很少向国际上推广日本汉方，与中国经方医家的交流也极其稀少。除吉益东洞、汤本求真、大塚敬节、矢数道明外，大多数日本汉方大家在中国几乎毫无声息。而中国许多经方家的著作及医案，在日本也没有得到出版和传播。许多中日两国青年医生对两国汉方医学历史的知晓程度极低。这种局面是令人担忧的。

以张仲景医学为代表的汉方医学，是人类传统医学中的精华。其体系的严密性、可重复性是其国际化的医学的基础和条件。而汉方医学体系的发展和完善，需要包括中国、日本在内的全球有志者的共同参与与合作，而开展中日两国间的合作与交流，在当前更迫切，也最具可行性。这是与两国之间文化的同根、汉方医学交流历史悠久、两国国民具有深厚汉方医学基础有关。我们希望中日两国汉方医家联手，重振汉方医学雄风。

读经方的神悟

　　今天我和温兴韬弟子短信聊，他谈到近来手抄《伤寒论》白文，很畅快，似乎有飞机突破音障的感觉。音障是一种物理现象，飞机突破音障，就进入超音速。兴韬说的就是对仲景大论的认识又有了升华。这种感觉，是许多读《伤寒论》《金匮要略》的人都有的感觉。

　　陈修园先生说："经方愈读愈有味，愈用愈神奇，凡日间临证立方，至晚间——于经方查对，必别有神悟。"神悟，就是这种感觉。为何有这种感觉？因为经方是经得起重复的，经方来源于长期的生活实践以及医疗实践，实实在在，落地有声。麻黄汤、葛根汤、桂枝汤，几千年来不知被重复了多少次，今天我的临床也用了好多经方，如大柴胡汤、小柴胡汤、柴胡加龙骨牡蛎汤、栀子厚朴汤、半夏厚朴汤、薯蓣丸等，这全是经方，我就是靠这些经方治病取效。有临床经验的人读经方与没有临床体会的人读经方，感觉迥然不同。而且，临床功底有多深，读经方的感觉就有多深。难怪当年南京的《伤寒论》研究家陈亦人先生说他读《伤寒》是"常读常新"。

　　读经方还必须思考。经方不仅仅是药物的组合，而是人体疾病过程中机体反应在药物组合上的投影。方有证，是经方的最大特点；方证同条，是仲景原文的重要特征。那方证之间千丝万缕的联系，是许多医家毕生钻研而难以穷尽其奥秘的神秘空间。所以，要方证同读。温兴韬手抄白文读经方是一种好方法。

为什么我国历史上经方派不兴盛

经方派在历史上的发展一直不理想，虽不绝也无法大兴。《伤寒论》成书后虽经王叔和重新编辑，但依然没有广泛流传。清代初期，经方派崛起，虽然徐灵胎、陈修园等有识之士极力提倡，但社会反响不大；20个世纪的二三十年代，经方派勃兴，势头很大，但还是没有占据中医界的主流地位。这是什么原因？我想原因较多，但最主要的原因，与以下两个方面有关。

一是因为经方的技术要求极高。对方证的鉴别、药物的配伍以及用量，还有煎服法，都有严格的规定，某个环节被忽略，疗效就可能不好。而在生存竞争十分激烈的中国社会，技术的传授向来极其保守，经方在严格的家传制度和师承制度下，不仅无法大面积推广普及，而且各家的经方应用经验不断失传。

其二，唐代以后，随着城镇化进程的加快，医药的经营已经成为一种赚钱的行当，比起药味少、价格低廉、适应证严格的经方来说，只有那些药味繁多、配入稀有名贵药物，而且适用面宽泛的后世方（时方），才能够给商人们带来更大的利润。于是，经方犹如一块蒙上泥土的宝玉，被世人弃之荒野。

经方派的历史遭遇是科学技术在中国曲折发展历史过程的缩影。

经方的独奏

昨天晚上，我第一次去南京艺术学院音乐厅，听一场小提琴独奏音乐会。演奏小提琴的是一位南艺的年轻老师，我一位老患者的女儿；钢琴伴奏是来自白俄罗斯的外籍教师。演奏的曲目有维塔利的恰空，巴赫的无伴奏奏鸣曲第三首第三、四乐章，马思聪的思乡曲，萨拉萨蒂的卡门幻想曲，还有西贝柳斯的 d 小调小提琴协奏曲。

十分专业的小提琴演奏会。说实话，很多乐曲十分陌生，能打动我心的，只是那首思乡曲。马思聪先生，原中国音乐学院院长，"文革"中不堪折磨，"叛逃"出国，被称之为爱国的"叛逆者"。思乡曲是他的心声，忧伤，惆怅，延绵；是思念，是倾诉，让我心动。不过，音乐是没有国境线的，只要你细细去体会，就能找到你内心的感觉，而这感觉往往与你最熟悉、最思念的东西相关。

旋律低回，舒缓，绵长，我想到了薯蓣丸。治疗虚劳百病，需要守方，需要时日，慢慢地，不温不火，待正气来复。旋律急促，跳跃，呼喊，我想到了在 ICU 病房的四逆汤，想到了急症中的大柴胡汤。面对邪气的喧嚣，需要果断，需要峻猛，单刀直入，速战速决。有时，旋律奔放，跳跃，变异，绚丽，调皮，我想起了八味除烦汤、温胆汤。对于那些主诉纷繁、愁容满面、疑虑重重的患者，这样的方药，是举轻若重，给人一种轻松。

弦不过四根，外加五个指头一张弓，在演奏家的手里，竟然能发出如此变化无穷的美妙音响，这和经方也是惊人一致！数十种药，上百首方，在经方家的手里，就是攻克无数疾病的杀手锏。同样的琴，但手不同，音乐效果迥然不同；而同样的方，在不同医生的手里，效果也不一样。演奏时，按弦、拉弓，不可差丝毫，否则，音色不悦耳，音准不到位，可能这一场演奏会就此失败。为医用药也是如此！配伍不当，用量不当，效果就出不来。

巴赫的无伴奏奏鸣曲的演奏难度极大，不仅仅需要极高的演奏技巧，更难的是没有任何其他器乐的伴奏和帮衬，完全地裸露式演奏。我可以清晰地感受到演奏家手指下流出的那种情感，一把小提琴竟然有如此的魅力，让我惊叹！于是，我还是想到了经方。现在许多的中医治疗，其实是一种大型交响乐，或者说是大型民乐演奏的欢庆锣鼓，在中西内外疗法之中，虽然使用经方，但经方的疗效无法显现。但是，如果单用纯粹的经方，情况就完全不一样，可以鉴别疗效的优劣，可以积累经验，可以充分演绎经方医学的神韵，展示经方医学的魅力。和谐的经方协奏曲固然好听，但经方的无伴奏演奏更美妙！

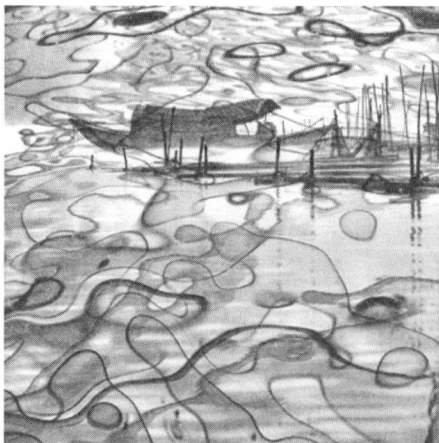

和谐之美

医学不应保密

　　我讲经方,喜欢讲得细一点,实在一点,特别是有关方证、用量等技术性的内容,更是唯恐人家学不会。有很多人劝我保密,但我始终没有这样做,依然如故,对学生,对同行,对国人,也对外国人,一视同仁,毫无保留地贡献自己的经验。我坚持这个观点:军事技术是需要保密的,因为那是杀人的;医学技术是不应该保密的,因为是救人、活人的。商人可以保守秘密,因为事关切身利益;医生不应该保密,经验应当共享,因为医学本来就不是赚钱的行当,那是仁术!

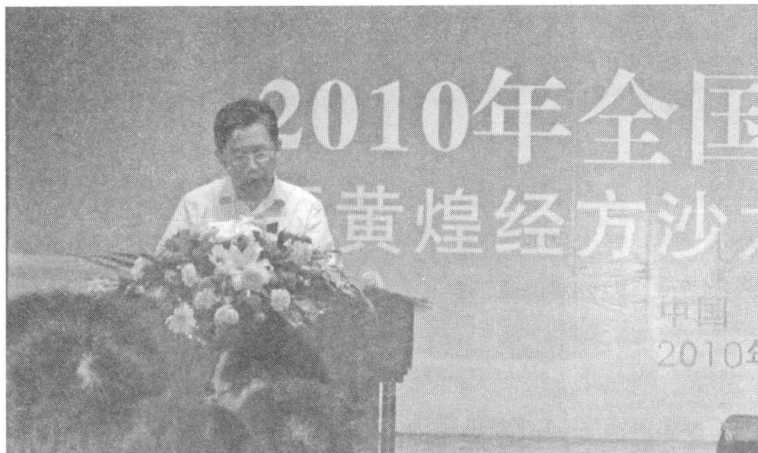

2010 年在全国经方研讨会上

我喜欢汪曾祺先生的散文

我喜欢汪曾祺先生的散文。那是很多年前，无意中在书店里发现了他的散文集《蒲桥集》，很快就被他的文字所吸引，并毫不迟疑地买下了。以后，逢汪文必买。

汪老的散文，写的都是人世间的平常人、平常事，但写得细腻，鲜活，入神。

他写吃食，最有味。如高邮的咸鸭蛋，苏州的土步鱼，昆明的食用菌，水乡的蒌蒿……在他的笔下，都是有滋有味。

他写人，很传神。散文中的那些读书人，个个活灵活现，沈从文、老舍、金岳霖、赵树理等人是知名的，但也有不少是不知名的，都是当年的师生，有的甚至连其真名也已经记不起来了。这些汪老笔下的人，都是那么真实，让人起敬，让人悲悯，让人长叹。

他写景，也如入其境。昆明的雨是清丽的，昆明的茶馆是有声有色，茶香扑鼻……

汪老的文风，也了不得。如说如话，文句短，二三字，五六字，好懂，生动。文章是给人读的，让人读得懂，是最基本的原则。

读完汪老的文章，掩卷远眺，或外出散步，心情就是不一样！那吹来的风更加轻柔，那脚下的一花一草，也是那么娇艳袭人。因为汪老给人的一种积极向上的力量，他用细腻而平实的笔触，发现了生活的美、人性的美。

美文当如此，我想，好的医案医话也应如此。读过徐灵胎先生的《洄溪医案》，或读过陆定圃先生的《冷庐医话》，一定也会有如此的感觉。

我的经方梦

（一）

我梦见自己坐在学术报告厅内，观看来自世界各地经方高手的演讲……我梦见自己走在经方医院的走道里，医护人员搀扶老人走过，产房里婴儿降临人世的啼哭……我梦见自己参加经方学院的毕业典礼，学生们在描述憧憬着他们的经方梦……我经常做梦，但都是碎片……

（二）

梦中的经方学院设在综合性大学，绿荫环抱，建筑现代，学院门前屹立一位古代医学家的雕像——那是张仲景。在校园里，常常可以闻到药香。经方学院有自助煎药室，有学生模拟诊室和模拟药房，还有自助烹调间。学校拥有大片的药草园，由校工和学生精心栽培。

经方学院的专业课程有《方证学》《药证学》《疾病与经方》《伤寒论》《金匮要略》《各家经方》及现代医学的必修课程，《医学史》《医学心理学》也是必修课。经方学院的选修课有《世界传统医学》《中国烹饪》《中国民俗》《中国宗教史》《考古学》《美学欣赏》等。学院开设课程班、硕博士学位班、进修班等系列。经方学院聘请一大批专、兼职教授，他们有丰富的临床经验、良好的科学人文素养及独特的学者视角与语言风格。

经方学院的毕业生必须具备全科医生的知识结构，熟悉现代医学的疾病诊断。学生需要熟悉望闻问切，对必备经方的体质要求了然于心。需要掌握腹诊、腿诊、舌诊等独特诊法。

学院重视案例教学法，教学采用学分制，考试重临床技能考核，还有针对学生望诊技能的方证哑剧考试。经方学院的第一堂课是在老人院里做义工；最后一堂课是毕业演讲，题目是《我的经方梦》。

经方学院是国际化的教学科研机构。学生来自世界各地，他们肤色深浅不一，民俗服装各异。在学院上课，大家都说普通话，因为中文是必修课。研究生还需修古代汉语。

经方学院开展远程网络教学，各国经方学院可共享教学资源。名老中医的实景门诊是远程教学课程中最受欢迎的内容。很多学生通过网络上课，但是期中见习、毕业实习必须回到学院，各国的修学旅行大多选择在中国。在寒暑假，学院的交换学生们相约去世界各地旅游，寻访名医，收集民间验方，体验风土人情。

经方学院遍布世界各地，学风、校风和教学研究实力各有千秋。北京经方总部的综合性最强，东京分院则实用性最强，南京分院以诠释经典实力最强，美国西雅图分院以开放创新而名世，慕尼黑分院以严谨著称，伦敦分院规矩，米兰分院活泼。

中心设在中国的"国际经方学会"每年举行一次大会。轮值主席由国际知名的经方学者担任。2020 年会拟定在南京举行，主题是"经方与自身免疫性疾病"。大会之前全体起立，庄严地奏响《中华人民共和国国歌》。在闭幕式上，来自全世界的经方团队激情唱响《经方之歌》。

（三）

梦中的经方医院环境优雅，交通方便，接驳高速公交、地铁，并建有自己的停车场。医院内部明亮宽敞，并设有老人的轮椅专用道，幼儿临时看护室等。病人预约挂号，依次在候诊室、更衣室等候，由护士带入医生诊室。候诊时将在护士的帮助下填写特有的求诊表，每位就诊患者都有一张个人医疗 IC 卡，里面储存着从出生以来的全部医疗相关数据，通过电脑终端，供临床医生参考使用及处方，并整合有社会医疗保险等服务项目。

经方诊室温馨宁静素净。诊室里有特制诊脉桌、液压检查床等，经方医生微笑地接待求诊者。他们的临床用语亲切实用，人情味浓。

经方药房整洁明亮，小巧玲珑。饮片是来自地道药材的专用种植基地，有专门的质量控制标准。饮片配制后可以由煎药房加工后送药上门，如果客人需要自己煎药，将提供特制的电子煎药器。针对特殊人群，还配备有免煎颗粒剂，有复方颗粒和单味颗粒两种。药品的说明书详细清晰，再也没有从前那些字识得、义难明的中成药说明书。

经方制剂很多，各国均纳入本国医疗保险。中国生产的"张仲景牌"经方制剂在国际市场上最受欢迎，因为全部选用本土地道药材，加工质量上乘，虽然价格较高，但依然是各国经方医生所常用的产品。经方医院还有由"临床－实验室工厂－文献数据库"构建的研究团队，从事经方制剂的研发工作。

经方医院是连锁的，在世界每个大中城市都有经方医院或诊所。各个医院的临床病案是共享的，可以通过互联网开展国际病案讨论会。那天，我梦见各地的经方医生就一位"多重耐药菌"感染的小孩进行会诊，开出的配方依稀是小柴胡汤与五苓散。

经方医院旁有经方餐厅。客人通过自助体质识别系统可以获得推荐菜谱。瘦弱的老人喜欢喝桂枝汤、品薯蓣膏；憔悴的女人喜欢点温经猪蹄，或叫上一锅香气扑鼻的当归生姜羊肉汤。闷热潮湿的夏天有五苓茶，干燥的秋天有百合糯米粥。

（四）

我梦见我和我的经方团队，正在世界各地忙碌，有的在讲台，有的在诊室，有的在实验室，有的在电视荧屏，有的…… 我梦见每个人的脸上都洋溢着欢快的笑容，他们的脚步是那样轻快，他们头上都有绚丽的光环，我细细看去，原来都是科学的光芒！

我经常做梦，尽管是碎片，但依然让我满足，让我欣慰。

我的生命需要梦。

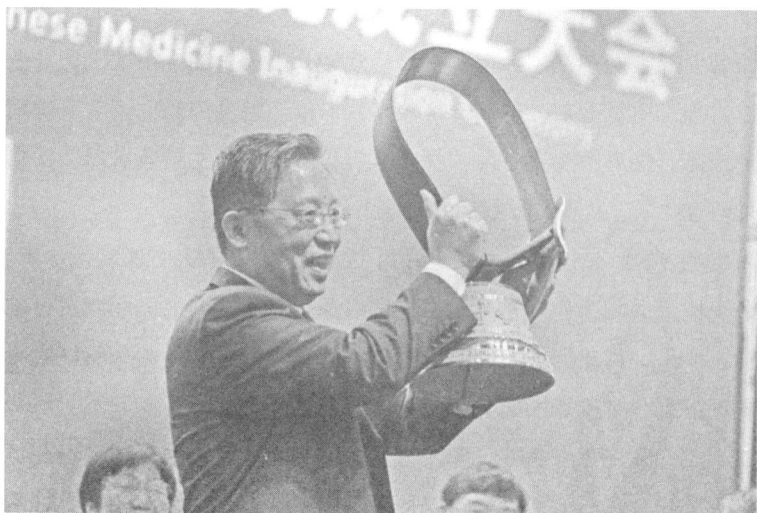

2016 年 10 月南京中医药大学国际经方学院成立，梦想成真

我们为什么要提倡经方

　　我们为什么要提倡经方？是因为经方给人的其实是一种思想方法，是一个学术规范。

　　为什么在现阶段要大力提倡经方？是因为经方被当代的中医人遗忘了，是因为高等中医教育对经典教育淡漠了，是因为古代医家认识人体、认识疾病、控制疾病的思想方法被人改造加工了，经方医学所传承的思想方法变形了、扭曲了，与临床渐行渐远了。

　　于是，我们呼唤经方，推广经方，实践经方，让经方惠民，学经方为民。

　　平心而论，当今中国的中医界，经方医生不是多了，而是太少了！学术交流中，经方不是谈得多了，而是谈得太少了！对于初学者来说，言必经方也未必是坏事，不专不成学问。同时，网友们对经方近乎虔诚的精神也需要褒扬，学经方需要热情，尤其是目前处在复兴时期的中国经方界和关注经方的后来人们，更需要精神的支撑。当然，经方是有生命的，经方还在发展，后世各家的经验值得借鉴，对此，经方人从来不会闭上自己求知的眼睛。但是，为了使经方的声音更大，我们必须凝神专注，必须一门深入，特别是在"经方沙龙论坛"，这本来就是一个聚焦经方的地方。

关于经方的造句

经方不是文学，但经方人要研究社会、研究人，这样用经方，那张递给患者的处方笺才有浓浓的人情味；

经方不是艺术，但经方人可以喜欢诗文，喜欢光与影，喜欢线条与色块，喜欢旋律与节奏，这样用经方，才能给人带来美的享受；

经方不是科学，但经方的研究不能没有科学思维，这样用经方，才能发现经方的严谨美和质朴美，才能为经方的飞翔提供翅膀；

经方不是宗教，但经方的普及与推广事业需要信徒一样的执着，这样搞经方，才有坚韧不拔和攻坚克难的勇气及力量；

经方没有政治属性，但经方人有国籍和民族，分得清善与恶，心里有爱与恨，这样搞经方，才能不执迷，才能激情涌动，才能有人间大爱。

方证是什么

方证是什么？是证据，是安全有效使用此方的证据。"观其脉证，知犯何逆，随证治之。"张仲景这句话，说得就是这个道理。

方证是什么？是凭证。犹如法官判案，不能随心所欲，也不能仅凭口述，需要人证物证，所以，方证的客观性特别强。

方证是什么？是经验，是中华民族几千年使用天然药物的经验。其间一方一证关系的建立，历经千万人的亲身试验，来之不易，必须有敬畏之心。

方证是什么？是疾病，是体质，是疾病与人体的结合体。方证因方而异。有的方证，就是疾病，有的方证就是体质，有的则是两者的结合体。

方证是什么？是医生用方的抓手。要不然，病人的主诉一大堆，而且模棱两可，真伪难辨，如何用方？从何处发力？唯有抓手。方证是为医生服务的。

方证是什么？是人体的疾病反应方式在方上的投影。在方证相应的原则下，古人发现的一个个方证，其实也是人体在疾病过程中的片段，是疾病过程中人体反应状态的投影，表面上是研究方证，其实是研究人体。

方证是什么？是诊断与治疗的统一体。西医可以有诊断没有治疗，但中医不行，方证就是诊断，有诊断就有治疗。经方医学是最实用的医学，是真正的临床医学。

方证是什么？还有很多答案。但肯定的答案是，方证不是单个的症状，否则，就小看了方证，小看了经方及其使用经方的医生。

经方向何处去

经方向何处去？这是许多网友关心的问题，也是需要大家一起探讨的重大学术发展战略问题。

经方向临床走去。临床是经方的母亲，实践是经方的父亲。经方人永远需要临床实践，一切脱离临床的议论就是空谈。

经方向开放走去。不能固守一派，必须兼收百家；不能躲进小楼，必须走进交流大平台。

经方向客观走去。看得见，摸得着的东西，是经方人的最爱，是其做学问的根本。客观的方证，让学生好学，让医生好认，让病人好理解。

经方向自由走去。经方的发展必须有自由的天地，不求其全，但求其真。经方人爱憎分明，特立独行。不要用生意人的眼光看经方人，不要用行政的手段去束缚经方人，也不要用宗教式的清规约束经方人。经方人需要自由呼吸，需要畅想。经方需要一种率真的气息。

经方向大众走去。当中国的老百姓也知道经方的时候，甚至在发热不退时用小柴胡汤，胃痛时用半夏泻心汤，失眠时用柴胡加龙骨牡蛎汤，母亲能用小建中汤调理儿子虚弱体质，女儿会为瘦弱的妈妈煲上一锅香喷喷的当归生姜羊肉汤的时候，张仲景也会笑的。

经方向世界走去。经方虽然是中华民族的专利，但应该为人类共享。如果说，中医学外传的第一次高潮是以针灸为载体的话，那么，随着经方热的出现，海外将形成中医学外传的第二次高潮。经方的外传，将带动我国中药产业的发展，增进中华文化的国际影响力。

经方向现代走去。经方不是古董，经方是传统医学的精华，是最能被现代社会利用的医学。经方一定要让现代人听得懂、用得上、信得过。经方必将溶入现代社会，成为现代人的健康服务不可或缺的一部分。

经方向科学王国的纵深走去。那就是临床研究需要大样本的观察，那就是实验研究需要更加接近人体的数据，文献研究需要更加清晰透彻的整理与诠释，经方医学的理论将更加完善，方证更加客观，制剂更加方便。经方闪耀着医学科学的光芒，必将在人类文明的宇宙中划出一道明亮的弧光。

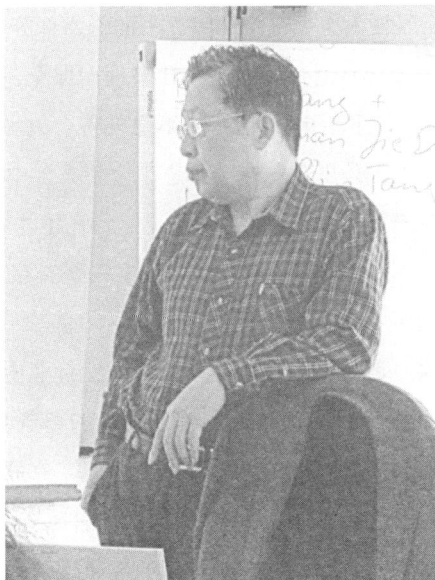

经方向何处去

张仲景是一种精神

　　在我国历史上，医学经验的保密与公开，一直是循环交替进行着。大多数人出于种种目的，对医学经验加以保密，特别是发现了新的配方和积累了新的应用经验以后，许多经验被发现者带入了坟墓；但是，大多数的经验还是被后人传承并发展，在一定的圈子内严格地相传。其实，保密都是相对的，或者是有时空限定的，许多经验方不可能永远保密，总有机会流向社会。一部分人出于仁慈救人的目的，收集整理历代经验方，并加以公开。《伤寒论》的流传就是一个例子。张仲景整理了古代的经方，写成《伤寒杂病论》，但不久便散失了，后经晋太医令王叔和将原书的伤寒部分收集整理成册，始名《伤寒论》。《伤寒论》虽经王叔和整理而保全，但未能广为流传。其原因就是一些医家珍重伤寒方不愿外传，故《伤寒论》一直秘于民间。唐代医家孙思邈曾在《备急千金要方》中感叹道："江南诸师，秘仲景要方不传"。经多方搜求，他到晚年才看到《伤寒论》的一个传本。直到北宋朝廷成立校正医书局，林亿等人校正印行《伤寒论》，《伤寒论》才得以广泛传播。

　　医学的经验，是应该保密还是应该公开？行业内是有不同的做法。我理解保密者的用心，但更敬重公开者的勇气和智慧。其实，那些整理经验方并加以公开的人，就是张仲景。在我看来，张仲景不是一个人，而是一群人，每个时代都有"张仲景"。不过，需要特别说明，"张仲景"不是任何一个搞经方收集整理的人都能当的。除了其悲悯救世的情怀以外，还必须忠于疾医职守，有临床家的眼光，用求实质朴的整理方法，不踏空蹈虚，不模棱两可。这种人尽管不少，但像东汉张仲景这样的人是不多的。正因为如此，大家才将南阳的张仲景视为医圣。

基于以上的思考，张仲景到底有无当过长沙太守？张机与张仲景是否是同一个人？现在大家所见的《伤寒论》是否是张仲景的原文？对于医史文献学家们的研究结果，我关注，但并不兴奋。在我看来，东汉末年是否有张仲景这个人已经不重要了。因为张仲景已经不是一个具体的人物了。张仲景是一座人文丰碑，张仲景是一个医海灯塔。张仲景是中国医学科学的象征，代表着中国医学科学追求至善至美的一种精神，代表着济世救人的人文关怀。张仲景是过去的，也是现代的，更是未来的。

兽医用经方的经验值得重视

　　我最近查看了一些有关兽医使用经方的报道，内容还不少，对我们临床也很有启发。如《中兽医医药杂志》1987 年 3 期尉瑞福报道，他用附子理中汤治习惯性冷痛 6 例，效果满意。这种病多发生在春季、晚秋及冬季，由于饲养不善，管理粗放，喂霜冻草料，使役后饮冰冷水，或喂冰冻薯类、块根饲料，加之久卧潮湿圈舍，外感湿邪而致本病。症状精神不振，被毛逆乱，起卧不安，耳鼻及四肢末端发凉，肠音不整，个别粪不成形，体温在 36℃～ 37 ℃，呼吸加快，口色苍白，口津增多。从他们的辨识方证的方法看，与人医相差不大，如通过卧起不安知其腹痛，从耳鼻四肢发冷、口舌苍白看出内有寒，而口津增多、大便不成形，正是附子干姜证的关键指征。

　　再比如，清热解毒的黄连解毒汤不仅仅用于人的温病，也用于禽伤寒。这是一种由鸡伤寒沙门菌引起的传染性疾病，主要侵害成鸡，以肝脾肿大，肝呈黄绿色或古铜色为特征。《中兽医医药杂志杂志》2003 年 3 期李淑娟报道，用黄连 0.5 kg，黄芩 0.5 kg，黄柏 0.5 kg，栀子 0.5 kg，水煎 3 次，合并药液，每天饮 2 次（此量为 10020 只鸡用量），连用 5 天，严重病鸡灌服。服用此方 5 天后，鸡体退热，鸡群病情好转，死亡下降，共治疗 10020 只鸡，用药第 1 天病症严重者死亡 76 只；第 2 天全群状态好转，死亡 23 只；第 3 天死亡 9 只；第 4 天恢复正常。为巩固疗效继用药 1 天，鸡群痊愈，没有复发。

兽医们用经方治病的报道还有很多，如桂枝汤治疗家畜的感冒、产后发热、过劳、腹痛等；麻黄附子细辛汤治疗骡马的哮喘；大承气汤治疗猪的消化不良、便秘以及感冒食积，治疗兔子肠套叠；四逆汤治疗奶牛产后瘫痪、猪低体温症；大柴胡汤治疗牛外感高热；麻杏石甘汤合黄连解毒汤等治疗马流感肺炎；白虎桂枝汤治疗骡马风湿性关节炎等。其应用经方的思路，与我们基本相同。

　　兽医使用经方的经验值得重视。首先，经方在人体身上有效，在动物身上也有效，这充分说明经方疗效确凿。那些说中药是安慰剂的人，在此可以闭嘴。其次，兽医的临床观察，犹如经方的动物临床试验，其结果可以与我们互参，兽医们独特的望诊、切诊经验，也可以为我们方证的规范提供有益的参考。

回归原方

由于陈夫人说加了鳖甲的汤液有点难吃，这次，我将方子改为白芍 40g，赤芍 40g，生甘草 10g。这是芍药甘草汤的原方。

陈夫人患的是胆汁淤积型肝炎肝硬化，我是 6 年前接手的。当时她消瘦，肤色黧黑，瘙痒异常，大便干结如栗，我用白芍 30g，赤芍 30g，生甘草 10g。用后总胆红素下降迅速，肤色转白。以后每次转方，都希望疗效更好些，于是在芍药甘草汤的基础上不断加加减减。加过活血化瘀的桂枝茯苓丸和八味活血汤；也试用过胡希恕老先生治疗肝病的经验，加过当归芍药散和柴胡桂枝干姜汤。这几年，虽说病情稳定，患者对疗效满意，但我觉得加味与合方后，其效果与芍药甘草汤原方比较，差别并不明显。上次转方，就改用原方加软坚的鳖甲，这次转方，干脆用原方，这是回归。

为何用原方？是因为其人其病均没有大的变化。6 年来，病人还是一个芍药甘草汤证，所以，无需加味。有是证用是方，这一朴实的思维方式，在临床上常常被扭曲。比如，肝硬化，是否属瘀血？久病，是否多虚？瘙痒，是否有风？于是，芍药甘草汤方证开始模糊，处方开始加味，方子逐渐膨胀，但疗效未必会好多少。此案提示我们，使用经方还是要重视望诊，眼见为实啊！

关于体质的思考

——我们为何要强调体质？因为在临床上找不到一种脱离具体人体的疾病。同一种病，在每个不同的人身上，都会有其特殊的表现形式。在教科书上，疾病病因、预后，病程的初、中、末传变，可以说得很清楚，但是一到临床，一接触具体的病人，复杂性马上凸显。常规的、一般的、具有统计学意义的、理论上的东西，往往变得模糊而且遥远。有人说过这样的话，说谈问题，一具体，就深入。结合具体的病人讲疾病，就是深入。

——经方医学有一种独具魅力的能力，就是处理复杂的病情。有是证用是方，就是其处理复杂问题的重要原则。看到什么，就处理什么，注重当下。不过，这个证，不是症状。对症状下方，那是头痛医头、脚痛医脚。有是证用是方，是针对疾病与体质状态用方，而方证就是掌握使用本方的证据，也可以理解为条件、目标、抓手、诀窍等。其中经验性极强，可操作性极强。

——我们说的体质或体质状态，其实就是个体差异。抓住个体差异，就能让教科书上的东西变得简单起来。抓体质，是古代中国人的智慧。清代伤寒家钱潢说："受本难知，发则可辨，因发知受。"发，就是人体的个体反应方式，感受何种病因，古人是无法弄清的，有时也没有必要弄清，但古人可以根据这个人"发"病的状态或特征来确定其治疗方案，或下，或汗，或和，或温，或清……方法千变万化，不可穷尽，但基本的配方就是那些。犹如儿时玩的万花筒，三块玻璃，放一些彩色玻璃碎片，稍微一转，花样遂变。

——病与人之间复杂的关系，使得临床情况多变而难以预测。同一疾病，在不同的人身上，表现不一；同一方法，对此人此病有效，对彼人此病却无效；同一方法，对此人此时此病有效，对此人彼时此病又无效。临床医学上的这种不确定性，使得医生这一职业充满着挑战。面对疑难病症，或纠结难解，反复踌躇；或豁然开朗，别有洞天。一般来说，善于治人的医生比较有成就感，往往越干越欢，而那些对病用药或对症状下药的医生，常常因为百人一方的重复劳动而生厌，所以，越干越烦。

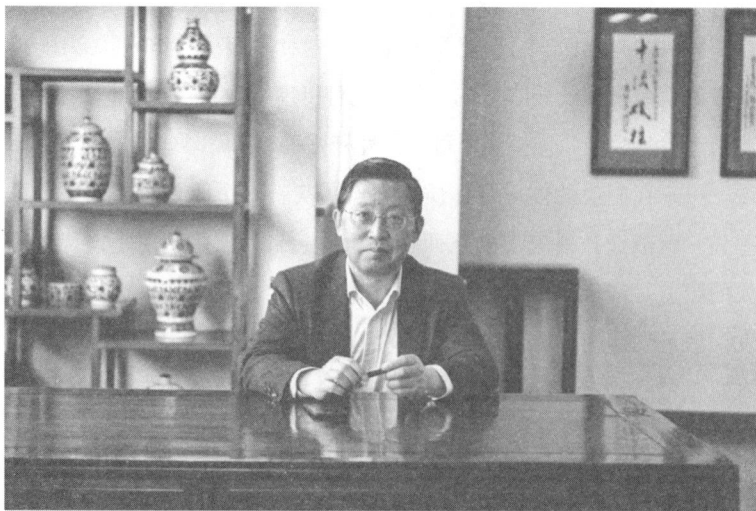

2017 年春摄于无锡市中医院名医堂

方证有时间性

方证是运动变化着的，方证有时间性。在时间的长河里，方证的各个构成元素会出现先后、交叉、多少、轻重、隐显的不同表现。比如半夏泻心汤证的呕、痞、利、烦四证，不一定是同时、同程度出现，而有的以痞为主，有的则以呕吐、嗳气为主，有的有腹泻倾向、但现在大便可以正常，有的容易失眠。再比如桂枝茯苓丸证的面证、腹证、腿证，也不一定证证俱到，会各有所重。可能以前有腹证，如曾经患有阑尾炎、盆腔炎等，而现在仅仅是面证，见到两面颊以及鼻翼部的痤疮暗红，说不定中老年以后面证不明显了，腿证将出现，比如下肢出现静脉曲张、出现冻疮溃疡。所以说，在方证的识别时，有的需要运用问诊，了解其既往史以及家族史，对其方证作出回顾和预测；有的时候，方证的识别，经常出现一证见分晓的情况，这就是张仲景在使用小柴胡汤的时候会提出"但见一证便是"的识证原则，这也是张景岳所说的"独处藏奸"的识证经验。

名中医的两套理论

大凡名中医，常常"口是心非"，表里不能如一。这倒不是说他们有道德问题，而是要做好中医，通常需要两套理论。

一套是用于说的。用来向病人解释各种生理和病理现象，用来回答病人提出的各种问题，用来评价疗效和解释遣方用药的思路，用来安慰患者，或者有意无意地用来营造医学神秘不可测的气氛。过去的医生写脉案，现在的大医院的中医病房写大病历，大多用这种理论的一部分。

这套理论，并不是无用的空谈，恰恰相反，非常实用，但对象必须是中国人，而且是在中国文化熏陶下的中国人。其中，有帮助医生发散性思维的，也有为医生的治疗方案找到理由的；有指导病人调整生活方式以养生保健的，也有的是用来疏导患者心理以提高其社会适应能力的。面对这套理论，中国的病人在其中可以找到生命的答案，可以看到求生愈疾的希望。这套理论用好了，其功效或如春风化雨，或如醍醐灌顶，或如当头棒喝。这套理论是什么？不是宗教，但又脱离不了宗教；不是民俗，又脱离不了当地的风土人情；不是政治说教，但也与当时统治者提倡的思想丝丝相连。说中医是文化，就是从这里来的。人，不仅是一个高级生物，更是有心理特征、社会属性的高级生物，对此，古代的中国人是深知其中三昧的。

中医另一套理论是用来干的。即用来指导自己识别方证，用来确定处方药物的大小，用来制定康复的方案，甚至用来预测病情浅深、病人生死。这是确保疗效的理论。这套理论比较简单，说出来，就那么一点。概括地说，就是有是证用是方。换句话说，就是当病人出现某种情况的时候，必须使用某方某药，这就叫方证相应。《伤寒论》就是用这套理论，简单直白，没有空泛的讨论，都是充满现场感的案例。这种理论，是经验的结晶；这种理论，已经浓缩成可以诵读默记的口诀。这是临床家用的理论。经方家，大多用这种理论。

前者，放在嘴皮上，说得越响亮、越华丽越好，让人越难懂越有用；后者，是藏在心中的，一般不轻易示人，越明白、越简单越好。

很多人不明白中医的这套内幕，往往将说的理论，当成用的理论，悬梁刺股，竭尽全力，仍然不得真谛，依然不会看病，无不悻悻然，无不黯然失色。也有不少优秀的临床医生，他们很能看病，有自己的看病思路和经验，但苦于前者的造诣过低，在病人面前不会解释，也会让病人怀疑不安或失望，或被同行视为"野郎中"，甚至被逐出医门。当年张子和的境遇就是这样。

古往今来，中国的医生们大约都需要这两套理论，两者兼精通，方能成为名医。前者可称之为术，后者可称之为学。为医当有学、术两字，所谓术无学不实，学无术不彰。不能说中医永远是这样，但在当今这块土地上行医，不得不如此。呵呵，存在就是真理。

用经方要尽量用原方

　　读经方家医案，可见许多医家是擅用原方的。如曹颖甫先生治疗伤寒中风，桂枝汤、麻黄汤，原方一味不更；治疗夏日洞泄，五苓散，五味药。范文虎先生治疗失音，用小青龙汤，滑溜溜8味药。

　　我用经方原方取效的案例也不少。上次治疗一位白塞病患儿，多方求治无效，我开甘草泻心汤原方，病情迅速好转，但后来转方我加过大黄，加过生地，加过附子等，效果也有，但比较下来，还是第一次的处方好。又治疗2例溃疡性结肠炎患者，用甘草泻心汤加柴胡、防风等效果不明显，改用原方即效，而且效果稳定。最近，治疗一位失眠、多汗、心悸患者，用柴胡桂枝干姜汤原方，也收效明显。至于半夏泻心汤、黄连汤、真武汤、黄芪桂枝五物汤、柴胡加龙骨牡蛎汤、五苓散、小建中汤、麻黄附子细辛汤等，也常常用原方。病人反映，原方的口感也很好。

　　用经方原方不仅是其疗效好，还因为有利于总结经验，因为使用相对固定的经方，可减少临床观察过程中过多的干扰因素，使得药效相关的问题变得比较简单明了，经验就容易总结了。我经常看到中医杂志发表的临床报道，说效果不错，但看用药就让人摇头，方药大多变化莫测，或加或减，极为随意。这种结果的真实性是值得怀疑的，其重复性如何也可想而知。由此想到当今一些中医院的中医们，大多不相信中医，他们谈中医时，眼神中流露出的有茫然，有怀疑，有鄙视，也有无奈……其原因，就是中药、西药混用，就是经常随意性地开大方、杂方。我认为，无法进行临床研究的医生，是不能称呼为 doctor 的。

很长时间，我不敢用经方原方，其原因是心中没底。用经方那几味药，能行吗？其实，这倒不怕，随着经验的积累，底气自然会足起来。最难突破的是思想上的禁区：原方不加减，是否违背了辨证论治的原则？中医的灵活性如何体现？多年来，教科书给我们进行的辨证论治的教育太深刻了！不加减是机械的，加减是体现医生临床水平的。于是，大家习惯于加减，甚至大加大减，面目全非，甚至干脆无法无方，杂药一堆。结果，中医们原方不会用了，更不敢用了，犹如进了被孙悟空金箍棒画的那个圈，谁也不敢逾越一步。

其实，用经方首先要学会用原方。经方是前人数千年经验的结晶，其配伍千锤百炼，已经炉火纯青。用原方，是走捷径，也是对前人经验的敬畏。用原方，是学规矩，不成规矩，何成方圆？但是，这么重要的道理，很长时间我不明白。庆幸的是，现在总算是清楚了。

不过，话也要说回来，经方也是有加减的。张仲景本来就有加减，只是加减有法度，而且药味也不太多。如果病情复杂，也有两三张经方同用的，这叫合方，如现代经方家胡希恕先生的合方就很多。不过，初学者，还是以尽量用经方原方为好。

不求其全，但求其真

不求其全，但求其真。2012 年来临之际，这是我最想说的一句话。

求全，就是要面面俱到，要滴水不漏，要如珠走盘。求真，则是要实事求是，有一说一，有二说二，凭眼睛看，用手去摸。求全，能让人觉得你老到，你学问深邃无边，你没有瑕疵可挑剔；而求真，能让人觉得你实在，你的心也透亮，一眼见底。

我无法求其全，故转求其真。特别是经方的应用，我希望在实实在在的看得见摸得着的地方开始，那就是方证的识别：到底这张方对哪些病有效？对哪种体质比较安全？有无客观的特征可以识别？有无明确的抓手可以把握？有无确凿的证据可以依凭？我不希望有大的惊人的理论发明，也不求那些全新的指标，我只是根据自己的条件和可能，在诊室里，在病床前，在手可及眼可到的地方，去仔细观察，认真总结。唯求每案给我一点小小的经验和心得，那些实用的，可操作性的经验，让我产生一种成就感。

经方论坛的宗旨是立足临床，研究经方的现代应用，贯穿其中的精神是求真。这里不是中医的大世界，仅仅是经方的小花园。这里不需要绚丽的图片和电子屏，也无需让人眼花缭乱的灯光，而且还不一定都是雍容华贵的牡丹芍药或饱经沧桑的苍松翠柏，但一定是开着带有露水的小花，长着青翠的嫩草，空气中弥漫的是泥土的芬芳。

为何要重提流派

中医流派，古已有之。

写《素问》的人们是一派。他们都是为上层人士延年益寿服务的，探讨的是生命问题，是天人合一问题，甚至房中术也涉及，比如七损八益之类。

写《灵枢》的人们是一派。他们是针灸家，讨论的经络、穴位、刺法等理论和临床问题。因为涉及疗效，有具体的人体为对象，来不得虚假和臆想，看看其中解剖的精细，不能不让人起敬。

写《神农本草经》的人们是一派。这批人可能是当年的方士、隐士、神仙家之流，他们孜孜以求的是如何长生不老，如何上天成仙。而这本书记载的，是他们在服用这些药物后的反应以及收集到的用药的经验和传说。所以，《神农本草经》以上、中、下三品分类，收录药物 365 种，与天数相应。

经方家们又是一派。他们探究的是如何安全有效地治病愈疾，配方及其适应症的识别，药物的煎煮、剂型、服法等等，是他们必须娴熟于心、不得半点含糊的临床技术。他们是疾医，是临床医生，但他们的出身并不高贵，古代甚至是奴隶，不过是一种有特殊技术的奴隶。他们的配方技术是严格保密的，按照家传或师承的方式授受相传；他们的一些经验方，是家传方，是禁止外传的，被称为禁方。但是，这些验方，还是被人用文字记录下来了，如已经失传的《汤液经》就是。东汉时代一位特立独行的经方家，他面对当时伤寒流行死人无数的严酷事实，在《汤液经》等古代经方方书的基础上，再一次整理并公开了秘传的经方，撰写了千古奇书《伤寒杂病论》，使得经方流传至今。他的名字叫张仲景，一个被后世尊为经方派的始祖的人。

流派是学术个性的张扬，流派是学术研究的深化。中医有流派是完全正常的，是学术环境优化的表现，是学术健康的象征。中医来源于生活，其研究是不能强调学术统一的，就如自然界的原生态，呈现物种多样性，让他们在自然竞争中达到平衡。中医本来就不是现代科学范畴里的医学，中医各个流派之间，本来就没有统一的理论，强调统一是没有必要的。尤其是在中医教科书理论一统天下的当前，更需要从流派的角度重新审视中医，给各个流派一个自由发展的空间。比如，有些人讲经方，讲的是君、臣、佐、使，讲的是方义配伍，说白了，讲的是《中医方剂学》。再比如，高校也开经典著作课程，但讲的不是《伤寒论》，其实讲的是《黄帝内经》，甚至是《中医基础理论》；讲的《金匮要略》，与《中医内科学》差不多，甚至还不如内科医生讲辨病分型好学；《内经》更难讲，许多老师讲的是临床家认识的《内经》，牵强附会，断章取义，根本没有触及经典的实质。这种对经典的讲解，还是少点为好，不讲也罢。为什么历来许多伤寒大家力主读经典白文，道理也在此。

我们看待经典，看待流派，必须用历史唯物主义的观点，要回到那个时代读经典，绝对不能将古人现代化，将本来质朴无华的流派学说规范化。当今中医，原生态的学术太少了，所以，我们才重提流派。

关于方病人思维模式的思考

——方药本来就是治病的，寻找对病专方的思路本无可非议，但是，有的病人所患疾病有很多种，许多基础性疾病慢性疾病集于一身，对病专方就不能解决问题了，这就需要辨别体质。体质其实还是病，只不过是一大类病，是多种基础性疾病的聚合。所以，病与体本来没有特别的差异，体是放大了的病，或者说是变慢了的病。

——临床上，如果诊断明确，疾病单一，或者来势急骤，一般从病切入比较合适；如果疾病丛杂，或诊断不明确，或病程绵绵无期，一般可以从体切入比较合适。从病入手，容易抓住疾病的传变过程，容易见效；从体入手，容易抓住患病个体的差异性，比较安全。

——中国古代固然在寻找对病方药，但限于疾病诊断分类的复杂和艰难，所以，更多地是在辨体用方上积累了丰富的经验。现代的临床报道和实验研究资料，对研究方病结合提供了许多有用的信息。因此，要熟练地运用方病人的思路，必须中西古今皆收。方病人思路是一个开放系统，是一条九省通衢的阳光大道。

——方病人三者都是实实在在的，极少歧义性，是开展实证医学研究的前提。在推广经方过程中，方病人思路简易可操作，也特别适用于初学或经过现代医学思维熏陶的爱好者。倒是沉迷教科书而疏于临床者，在五脏病机的缠绕中，往往感到方证难辨，心中疑云团团。因为讲"方病人"是以当下所见为依据，所谓的"有是证用是方"，是一种个体化差异寻求法，鲜活而实用；而从疾病分型脏腑病机入手，往往是胸中先有一成见，看当下时难免失真模糊。

——为何要强调病与人的结合？可以说，没有一种疾病能脱离具体的人体而存在，也没有一个不生病的生命体。教科书可以将一个病的发展过程说得非常清楚，实验室也可以将疾病的原因以及机理弄得明明白白，但一到临床，疾病却变得十分迷离复杂。这就是临床的复杂性。强调病与人的结合，是应对复杂的临床现象时的一种思维方式。

——一个经方，主治疾病谱越复杂，对体质的要求越严格；主治疾病谱越简单，那可以忽略体质的甄别。

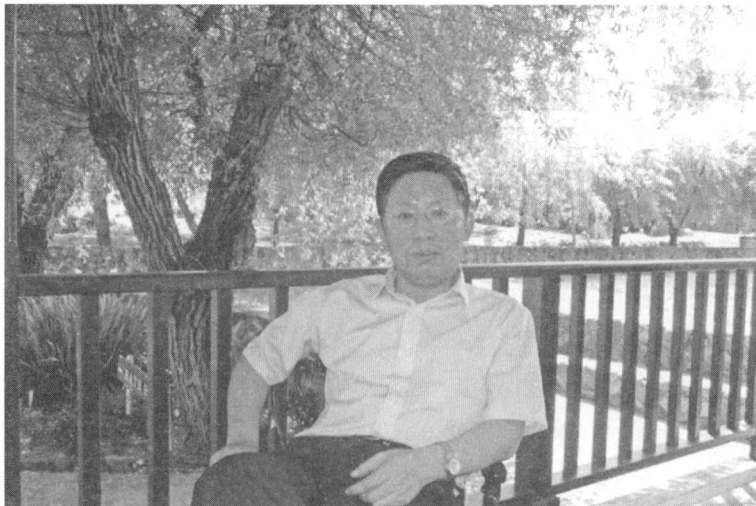

2011 年摄于旧金山

脉象不可忽视

　　近来，论坛上有关脉学的讨论颇为热烈。我认为，脉象是方证的重要组成部分，是体质的一部分，不可忽视。我的经验，小建中汤证的脉弱，按之不足；温胆汤证的脉滑，如珠走盘；真武汤证的脉沉，重按方得；黄连解毒汤证的脉滑数，解郁汤证的脉弦滑，除烦汤证的脉寸关滑大，桂枝加龙骨牡蛎汤证的尺脉浮露……

　　用经方，需要诊脉，仲景当年就是如此，今人研习经方也当如此。希望初学者不必怀疑脉诊，但也不可拘泥于脉诊，临床必须强调四诊合参。清代伤寒家舒驰远先生说过：切脉在望问闻三法以后，"不过再加详慎之意，并非尽得其证于脉息之中，倘脉证不符，犹必舍脉而从证"。

油画与经方

2012-05-27

　　那是一个穿着红肚兜的少女，头略低垂，雪白的双手正挽起长发，秀发丝丝，似乎在飘动。画面朦胧，犹如隔着薄薄的白纱，健康的胴体忽隐忽现，似有似无……然而，女子的面部神情非常清晰，饱满的红唇，尖挺的鼻子，长长的睫毛，面部的表情轻松娴静，似乎一夜美梦之后的满足……

　　昨天下午，我出席了一位著名中青年画家的画展。他擅长油画，画的大多是女性。这些女性虽然不是绝对的美女，但画面透出的女性人体美，非常的动人。以上就是一幅名《露凝香晓》的作品。我在这幅作品前驻足了好久。

　　画家和医家所面对的，都是人，都是具有生命的人。画家抓神态，抓那种反映生命的特征，大多数是表情，是肌肉，是皮肤，而表情中最多的眼神。中医望、闻、问、切，望为首。望什么？望神。病人的神情是决定我们选方最主要的依据。比如体型的丰满与羸瘦，肤色的润泽与枯燥，表情的丰富与淡漠，话语的快慢与高低，等等，这些来自整体的生命信息最重要，最能代表病人的体质倾向和发病趋向。经方为何有效？关键就是方证以此为根本凭据。我欣赏着画家的一幅幅作品……那些经过画家艺术加工后的人体，是那么的鲜活，那么的夺目，不得不让人惊叹自然造化的神奇。

　　我想起《伤寒论》，想起那些经方。经方方证也是一个个鲜活的人体，张仲景对经方方证的经典表述，堪比高明的画家，或者对其整体作大致的勾勒，或者对其局部特征作反复的渲染。最精彩的，是对患者神态的描述，犹如点睛之笔，全身皆活。

　　看油画，最好是远看，朦朦胧胧，反而逼真，但走近了，眼前不过是一些高低不平的油彩色块而已；读《伤寒论》也是一样，对那些方证条文的理解，要注重其神韵的把握，而不要拘泥于某个症状或某种疾病。因为，经方方证原来是活的。

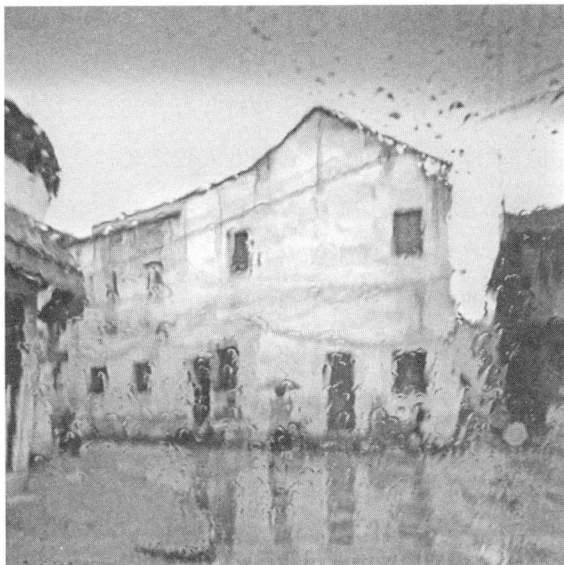

朦胧之美

还是方证相应

L姓青年，患左下肢原发性腺泡状软组织肉瘤，手术切除后2月即来服用中药。我给他开的是竹叶石膏汤，连服3月。昨天复诊，视其面色红润，精神饱满。他告诉我胖多了，体重增加6kg。

腺泡状肉瘤的病名，1952年才见报道，属于来源不明的恶性软组织肿瘤，多发于青年男女。这种肿瘤是个稀罕病，发生在骨头上的更为少见。那天，我为处以何方想了很久。对其病而言，现代医学除手术之外无他法，古代更无此病的记载和对应专方；我是第一次遇到此病，毫无经验，无法，只得从体论治。其人肤白，询之眠食尚可，问其体重，说病后瘦，别无他苦。

此病多令人瘦，我遂想起经方中几张令人胖的方，一是炙甘草汤，一是薯蓣丸，还有是小建中汤和竹叶石膏汤。炙甘草汤人羸瘦而贫血，并心动悸而心律不齐；薯蓣丸人较之炙甘草汤人，往往有低热、易于感冒、腹泻、食欲不振、轻度浮肿等；小建中汤人是白瘦而腹痛者，且喜甜食，便干结，其瘦多为天生或不能经所致，其病在消化系统；而竹叶石膏汤人白瘦而咳逆，而多发热多汗，其瘦多由发热或热毒引起，所谓的"伤寒解后"，其病多在呼吸系统或肌肉神经系统。比较下来，选定竹叶石膏汤。处方：淡竹叶10g，生石膏20g，生甘草5g，北沙参15g，天冬30g，麦冬30g，姜半夏10g，粳米一把。水煎，分2天服完。从近期效果看，尚属满意。

在那些林林总总的现代诊断面前，其实经方医学的思路不复杂，主要看患者的整体状况。瘦的让其胖起来，胖的让他瘦下去，不出汗的发汗，汗多的止汗，小便不利的利水，大便不通的泻下，不得卧的除烦，但欲寐的温阳……如此这般，也就是让机体恢复原来的平衡状态，就如手机设置还原。不过，如何长肉，如何瘦身，如何发汗，如何利水，说到具体的方药的选择，倒不是那么简单。每张经方，都有其相应的使用证据和指征，这就是方证。方证是临床的切入点，是医生的抓手，是安全有效的凭证。方证必须相应，这是经方医学的灵魂。不管疾病如何变化多端，不论以后还有什么新的病名出现，经方人说来说去，还是那个方证相应。

从 MUS 说起

今天论坛上，网友 r109 医生转发了好几篇有关 MUS 的文章，这是非常及时也是必要的。在综合医院，几乎每天都会遇到这样的患者，他们有明显的躯体症状，但各种检查均不能发现与之相符的器质性疾病，或虽有器质性疾病，但不足以解释其症状。国外学者将此种情况称为医学难以解释的症状（MUS）。这些患者长期就诊于综合医院，接受各种各样的检查，既增加了患者及家庭的精神和经济负担，又造成了医疗资源的浪费。我也有同感。在我的临床上这种病人相当多，解决他们的痛苦，减轻医疗资源的浪费，是我们医学界面临的一项急于解决的任务。

从中医看来，所谓的 MUS，古已有之。这些病都是所谓的"气病"，或为气郁，或为气火，或为气滞血瘀，或为痰气交阻。我临床常用经方，有半夏厚朴汤、四逆散、柴胡加龙骨牡蛎汤、栀子厚朴汤、温胆汤、大柴胡汤等。这些方，有的是通过对症治疗，解除痛苦，给病人以疾病向愈的良性暗示；有的则是通过除烦解郁，让人改善睡眠，增进食欲，提高生活质量；有的则是通过增强体质，让患者机体自我平衡。根据本人临床多年观察，经方治疗 MUS 大有前途。

但是，对于 MUS 的治疗，绝非仅仅靠药物所能解决。清代名医叶天士说过：草木无情之品，焉能治神思间病？除了开以对证方药以外，还必须给以病人良好的人文关怀，进行适当的心理疏导，这需要医生有极大的耐心以及良好的社会心理阅历和知识。但是，要培养这样的医生谈何容易？尽管医学模式已由生物医学模式转变为生物－心理－社会医学模式，但是从医者的观念并没有真正转变过来，仍然停留在生物医学模式这个层次上，甚至本来是重视患者社会心理的中医也已经变味！中医本来重视人的心理问题，但是，现代中医院也大分专科，许多中医看病已经忘却传统的整体观念，只会在"病"上打转转，而忽略在"人"上下功夫！这是让人心痛的。很多人不晓得，古代的经方特别神奇，不仅能治疗肉体的疾病，还能消除心灵的痛苦！

中国为什么不能废止中医

中国为什么不能废止中医？是因为中医有关国计民生。中医中药的行业延续数千年，提供了多少人的就业岗位？又给国家挣了多少金银？解决了多少卫生保健方面的问题？如果废了，如何来填补这个空白？政府又如何处理如此复杂的后续安置事宜？

中国为什么不能废止中医？是因为中医能解决病痛，而且简便验廉，不花钱能治病，花小钱能治大病。在并不发达的中国，要解决14亿人民的就医保健问题，光依靠现代医学能行吗？连美国都有替代医学呢！

中国为什么不能废止中医？是因为中医是中国人传统的生活方式，其中浓浓的生活味，让中国人感到亲切。人在生病后不仅仅需要冰冷的手术刀，更需要来自家庭的温暖和厨房的气息。

中国为什么不能废止中医？是因为人类需要中医。你放眼看看国外，洋人扎针灸、喝汤药的人多着呢！而且，洋中药制剂林林总总，洋中医学校如雨后春笋，洋中医遍布全球。而中医的故乡竟然要废中医，那中国人岂不成了傻子？

中国为什么不能废止中医？是因为废止中医是某些利益集团的贪婪企图。如果地球人都不用中药，那他们还不赚得个钵满盆盈？这是阴谋，决不能让他们得逞！

中国为什么不能废止中医？是因为中医延续几千年，有其存在的合理性。废止中医，无疑是痴人说梦。

唱响经方之歌

今天我去北京出席"全国方药量效关系与合理应用研讨会"。中场休息，我在会场出口处被一位白发老者拉住。他挥着右手，用浑厚的中音唱起了我熟悉的《经方之歌》："神农尝，伊尹制，经方出中华；病有药，证有方，仲景万世法；融新知，发古义，弘扬靠大家，靠大家齐努力，经方行天下！"这位老者告诉我，他来自内蒙古赤峰市，他们那里的不少医生喜欢用经方，买了我写的经方书，还唱这首《经方之歌》。我为他的热情而感动，与他一起唱，一起打拍子，心也在一起荡……

《经方之歌》，是去年春天为经方论坛南阳聚会而作的。歌词是论坛网友集体创作，谱曲是我的三弟黄磊。歌词写了经方的历史和特性，并号召大家为经方的推广而努力。

这是一首经方人的励志歌。旋律采用摇滚慢唱，雄壮激昂，荡气回肠。去年在网上发布词曲以后，不少网友还为之配器传唱。

诗言志，歌颂情。为何要唱经方之歌？是因为我们对经方有无比崇敬之情。这些天然药物的配方，凝聚着中华民族与疾病做斗争的经验智慧结晶，历经几千年，不知救了多少生灵！说心里话，读《伤寒论》前，是需要净手焚香的！学经方前，是需要在仲景像前跪下来的！经方之歌，是我们经方人的心声。

来自基层的中医，纯用中药治病，疗效是他们的生命线。这样的诊疗环境，使得他们必然重视经方。经方安全有效，经方经济方便，经方规范可传；更重要的，经方确凿的疗效，让基层的中医们找到了职业的自信和尊严！我想，那位唱经方之歌的老医生，喜欢经方，动因必定在此。

我敬仰这些基层的中医们。他们没有可炫耀的职称和学历，但他们有鲜活宝贵的临床经验；他们没有国家资助的课题经费，但他们时刻用心探讨着实实在在的真中医。他们将中华传统文化的信仰根植到百姓心中，他们将中医学的尊严矗立在中华大地。经方高手就出在他们中间，中医的希望也在这群人中间，他们是经方传承推广的重要力量。让我们唱响经方之歌吧！有经方的灵魂，我们一定聪明而富含活力；让我们唱响经方之歌吧！有广大基层医生的参与，经方必定大行于天下！

2012 南京经方论坛闭幕词（片段）

2012 年 11 月 9 日至 11 日，全国经方应用研讨会暨经方（国际）论坛在南京召开，300 多名与会代表在团结协作、求真务实的气氛中，充分肯定了经方的临床实践价值、学科规范价值、教学示范价值、核心科研价值及商业经济价值，就当前经方的发展问题以及经方的理论研究与临床实践开展了认真的研讨，并达成以下共识：

1. 经方是中华民族使用天然药物的智慧与经验的结晶，是中医学的临床规范，是人类文明的重要组成部分。经方具有安全高效、简便价廉的医疗保健优势，经方的复兴，对于满足民众医疗保健需求、培养临床中医人才以及中医学术传承，具有极为重要的现实意义。

2. 与会代表对当今中国出现经方复兴的势头感到高兴，一致呼吁中医高等教育要重视《伤寒论》《金匮要略》等经典学科的教学研究，要探索经方专业人才的培养途径；各类中医人员要多读经典、多用经方，并认真总结经验，推进经方应用的规范化。经方的科学普及工作不能忽略，要让经方走进家庭、惠及大众。会议认为，经方的普及与推广不仅需要中医界的努力，也需要社会各界的参与，特别期待政府和社会团体的扶持重视、企业及媒体的参与支持。

3. 经方的推广与普及要坚持"不求其全、但求其真"的思想，重视经方应用的事实和经验；要倡导经验共享的奉献精神，尊重原创，鼓励创新；要提倡学术民主，真理面前，人人平等，尤其要尊重和依靠广大基层中医，他们是经方推广的重要力量，他们的临床经验是经方研究极为宝贵的资料。

4. 经方发源于中国，但早就流传海外。而当今经方全球化趋向已经十分明显，因此，开展经方研究的国际交流与合作是必要的。

5. 与会代表忧心于中医药发展的前途，意识到经方新型制剂的研制是提高并稳定中医临床疗效、建立经方应用规范、保证经方制剂质量的关键，希望政府有关部门能够尊重历史和经验，给经方新型制剂的研制开辟一条绿色通道。日、韩及欧美国家对经方及中药的应用研究及商业投入竞争激烈，中国不能成为一个经方使用经验的无偿提供者，也不能成为一个经方制剂原料的廉价提供国，更不能成为一个国外经方制剂的巨大消费国。

6. 当前经方发展还面临着许多困难，推广经方的阻力依然很大，但随着中华传统文化的复兴，随着社会对中医保健医疗需求的不断增长，经方的价值必定会被社会所发现，经方也一定能成为中医学发展的新领域。会议呼吁所有的经方爱好者团结起来，为经方的传承而努力，决不让经方这一中华瑰宝在我们这一代人手中失落！

2013 年元旦寄语

元旦前，我去观看了一场佛教音乐会。五彩变幻的灯光布景上呈现庄严肃穆的佛像，许多僧尼、居士、乐手、舞蹈演员，共同演绎了这次充满慈善欢乐的音乐会。其中，有两个节目出现强烈的感觉反差。

八位中老年女士上台，一色的紫罗兰色的丝绒旗袍，无伴奏地演唱了佛教著名经典《心经》，她们不是专业演员，但音色纯粹洁净，似乎穿透人心，满场寂静无声。而另一个节目是某个民族乐团创作的佛教交响组曲，场面大，乐手众多，旋律复杂多变，而且冗长拖沓，效果平平，观众席不时出现嘈杂声。

两个节目的反差告诉我两个道理：第一，音符本来是无生命的，只有从一个有灵性的胸腔出来时，才能变成有感染力的音乐。第二，在人间要做一件感动人的事情，不在于庞大的排场，不需要巨额的金钱和炫目的装饰，关键是要有一颗虔诚的心。

去年深秋，我去了山西的悬空寺。1400 年前这里有人突发奇想，居然在凌空 90 多米的悬崖峭壁上，建起了一座寺院。想当年，在"不闻鸡鸣犬吠之声"的深山峡谷中，化大量的人力物力，历尽千辛，悬空建庙，实在是没有什么实用价值的。但是，正因为当年建庙人的宗教激情，才打造出我国传统摩崖建筑的精品，成就了一处国家级的重点文物保护单位。从悬空寺下来，我明白了一个道理：在人间，要干出一点有影响力的事情，没有激情是不行的，而要有激情，没有信仰是不行的！

2013 年元旦之日，南京雪后天晴，阳光明媚，这是一个好兆头。我衷心感谢在过去的一年里各位网友对本论坛的关心支持，同时衷心祝愿各位网友在新的一年里以饱满的精神面貌去迎接新的挑战，去创造经方医学新的辉煌！

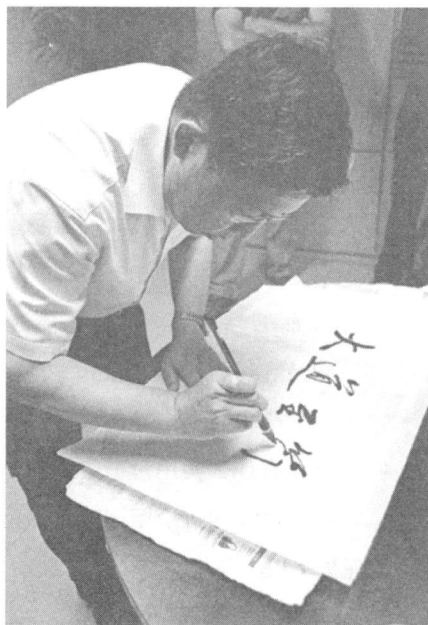

大道至简

我为中医科研说几句

医生是要研究的，特别是做临床研究。因为医生面临的对象不仅仅是不断变化的疾病谱以及不断变异的病原体，还有千差万别的患者体质特性，哪怕是同样的疾病，在不同的个体身上其表现也大不一样，治疗的方法也不同。医学科学的这种复杂性决定了医生必须要有科学研究的头脑，必须把诊室当作实验室，必须将面对的每一个病人当作一个科研题。

从事西医的临床工作者是比较幸运的，因为现代医学的科学研究力量非常雄厚，不仅有医学科学研究机构，更有庞大的医药制药集团提供的科研资料，他们给以临床医生的指导是规范而且有效的。所以，当西医比较省心。而中医就比较艰苦。中医历来靠自己在临床上摸索研究。虽然现在中医也有许多科研机构，但说实话，许多所谓的中医科研大多停留在项目、论文层次，能够指导中医临床人员开方用药的成果实在不多。

中西医的临床研究的着眼点不一。西医研究人的病，可以使用统计方法，总结出有效率；中医研究病的人，统计往往无计可施，只能用个案分析法，研究出方证模式以及识别方证的思路。所以，历史上很多名医均有医案整理出版，阅读和整理名医医案也成为中医传统的临床研究方式。但是，前者冠以科学研究的光环，而后者，常常被科学工作者们忽略，甚至嗤之以鼻。但是，后者正是中医学术赖以生存发展的基础。

医生要开展临床研究非常难。临床研究与临床治病还是有区别的。许多医生的看病是一种商业经营，经济利益不可以忽略，但是临床研究，却不能将利益、名誉等放在首位，必须排除过多的干扰因素，力求更清晰地反映事物的本质，能更明确疗效以及取效的因素。拿中医临床科研来说，可能是方子小，治法简，根本就没有利润。看看当今各大中医医院，来一个病人，中药、西药一起上，就是中药也是成药、汤剂齐下，而汤药则杂药乱投，就算是病人治愈了，也无法总结经验，于临床科研无补。所以，让当今的中医搞临床科研，根本不可能。

我写上面的文字，是希望中医界要重视临床科研，要重视个案的整理和文献研究，也希望掌管科研、职称晋升生杀大权的大员们不要用西医的科研思路方法来限制规定中医临床科研，要尊重传统的中医临床科研，要给中医学术一条生路。因为只有中医临床医生们有了科研热情和条件，中医的临床水平才能提高，我国广大的民众才能得到最好的中医医疗服务，发展中医的美好愿望才不会成为泡影。

两则案例的思考

2013-3-16

去年，我接诊了一位宫颈癌患者，40 岁左右，身高 170cm 左右，体重 69kg。她的手术是广泛子宫及双附件切除加上盆腔淋巴结清扫，术后随即放疗，期间白细胞持续低下，在放疗第 19 次的时候，白细胞低至 $1.77 \times 10^9/L$，血小板 $64 \times 10^9/L$。我一直用芍药甘草汤、二至丸、生地、阿胶等，但升白效果不理想，而且停止放疗后，又改用小柴胡汤合当归芍药散 3 月，白细胞依然徘徊在 $2.5 \times 10^9/L$ 左右。我十分费解。在耐心的问诊中，患者告诉我，她以前脾脏曾经肿大，再一问，患者经常牙龈出血。脾功能亢进？据我的经验，许多脾功能亢进患者的血象下降，都是热证。再细看其人，虽然经过多次放疗，但头发乌黑，精神饱满，毫无虚劳憔悴之象。她还补充，睡眠不沉。这时的我，眼前立即跳出黄连阿胶汤、三黄泻心汤！黄连 5g，黄芩 10 g，制大黄 10g，阿胶 15g，白芍 15g，黄柏 10g。水煎，每剂分两天服用。3 周后复诊，白细胞未降有升，牙龈出血好转。续服原方 1 月，白细胞遂上升至 $3.38 \times 10^9/L$，这是手术前的水平。为什么先前很长时间没有想到用黄连阿胶汤和三黄泻心汤？是被肿瘤、放疗、白细胞下降、血虚、补血这些概念模糊了视线。一叶障目，不见泰山。但所幸的是，患者的既往史提醒了我，帮助我冲破了习惯思维的束缚。

还有一则类似的案例。10 多年前，我接诊了一位丁性女子，30 岁，在南京军区总医院诊断为"缺铁性贫血"，经西医治疗效果不明显，又转中医治疗，前面的中医多用补血、补气生血之剂，却无任何效果，贫血日益加重，最后血红蛋白只有 3g/L。初诊时患者口唇淡白无血色，舌质淡边有齿印，似乎是一派气血不足之象。但是仔细观察，患者却并不虚弱：两目有神，讲话声音洪亮，滔滔不绝；自述心悸，心率102次/分，心烦，夜寐多梦，易醒，胸闷，嗳气频作，大便干结，二三日一行，鼻中喷火感；月经半月一行，量多，色鲜红；尿频，夜间尤甚。舌苔黏腻，脉滑数。我从气火论治，用八味除烦汤加六一散，服药仅一周，血红蛋白迅速升至105g/L，红细胞$3.55×10^{12}$/L。效果之好，让我记忆至今。为什么当时的我却能如此直接切入病根？原因是患者的治疗史非常清楚，前面补血无效的信息为我转换思路提供了重要的证据。

当医生久了，才知道看病难。每天看那么多病人，但没有发现过完全相同的病人，临床充满了假象和迷幻，犹如小时候玩过的万花筒。读教科书是容易懂的，因为书本上的疾病是单一的，是典型的，是平面有序的，是死的，但一到临床，眼前顿时变得一片模糊。原来疾病在每个不同体质特征的患者身上，就变的个性十足，这种病是立体的，是纷繁复杂的，是交叉兼夹的，而且是不断变化着的。再加上医生有知识面与经验的局限，有即时精神状态的影响，其思维容易定势，有眼不识泰山的情况时常出现，有些方证其实十分明显，但有时就是熟视无睹。为了冲破这种思维定式，需要医生尽可能多地收集患者的各种诊疗信息，现病史固然重要，其既往史、治疗史、家族史等都成为不可或缺的资料。西医是这样，中医也是这样。那种认为经方方证的识别非常简单，不外就是看看体型体貌、摸摸肚子、切切脉搏的看法是不正确的，至少是不全面的。方证的识别，必须四诊合参，望闻问切，缺一不可。

我用经方第一惑

我用经方，常有很多困惑。经方的用量是第一惑。

先说说绝对剂量。《伤寒论》原方一两等于当今几克？一升等于现在多少毫升？如果按一两等于3g换算，则桂枝汤中桂枝仅9g，似乎量过小，如何能够分三次服用的？但如果按一两等于15.625g换算，又与习惯用量相差极大。比如，黄连阿胶汤黄连四两，60g黄连的药液病人能否下咽？大青龙汤麻黄达六两，近百克的麻黄煎汤下肚，病人将是何种反应？就是病人肯服，但因用量远远大于《中国药典》的规定，其法律风险如何规避？

规定绝对剂量有困难，那相对剂量是否可行？相对剂量，就是看经方药物的用量比例。

不少医家认为，用经方，首先应按《伤寒论》的比例。在绝对用量不能统一的今天，这种思路无疑是非常重要的。但是，后世许多医家的意见更强调用经方酌情增减。如芍药甘草汤芍药与甘草的比例，原方是1：1，而后世有3：1到6：1，甚至10：1的变化。病人个体差异极大，病情变化无端，经方的加减变化也在所难免。但是，其变化的依据是什么？很多医家没有说清，相互验证的医案也不多。古往今来，留下的这些加减方无法统计，如何规范这些演变后的新方，困难极大。

经方的剂量问题还和药物的干鲜品种等密切相关。半夏是干品还是鲜品？原文中注"洗"，则很可能就是新鲜半夏或生半夏，那今天我们用的是干半夏和制半夏，用量是否酌减？再有，经方中的药物，药名虽然与今天相同，但其实还有争议。比如人参是当今的吉林人参还是山西的党参？桂枝是当今的桂枝还是肉桂？枳实是现在的枳实还是枳壳？白术是当今的白术还是苍术？芍药是当今的白芍还是赤芍？如果品种不同，则用量也当然不一样了。

至于药物的质量，更是难说清楚。当今药物，人工种植者多，而当年则野生者多，而野生者气味多浓烈。按常理，古今用量也当变化。如当下用的黄芪，量均大，通常30g左右，甚至达数百克。但经方黄芪桂枝五物汤黄芪仅三两，与桂枝、芍药相等，如桂、芍各用15 g，黄芪也用15g，但验之临床，药力明显不足，是否古代黄芪质量更好？再说大黄，产地不同，药效不同。岳美中先生说过，河北的大黄，服用后容易腹痛，而四川大黄就没有如此副作用。上海焦东海先生专门研究大黄，为此深入产地调研，结论是青海西宁的大黄质量最好。那么，仲景用的附子是否是江油附子？黄连是否产于四川雅安？看着现在我们用的中药饮片，问一句你从哪里来？很多是说不清楚的。

中医不传之秘，在于剂量。经方推广之关键，也在剂量。对于经方剂量问题，我们必须要重视经典原文，这些古代的经验和规范，是我们开展研究的原始凭据，这是基础，但是，这不应该成为经方用量的最终结论。我们既要研究经典原文，开掘字里行间的秘密，也要面对眼下的中药饮片，并在临床研究这些饮片的应用规律。这些研究工程浩瀚，绝不是少数几个人所能完成的，需要政府和学术团体组织和动员全国的力量，如当年史学界的夏商周断代工程一样……在期待政府参与的同时，也需要我们经方爱好者的自觉行动，个人的研究也会掀起不小的波澜！我非常期待每个经方医生能拥有自己的实验药房，让我们对开出的每张药方心中有数；或者有几个与我们密切合作的有社会责任感、讲信誉的医药公司，能严格控制饮片或中成药的质量，并及时通报药品在使用过程中的最新信息。因为，倘若中药不能规范，要进行经方的临床研究是非常困难的，换句话说，形成规范统一的经方医学的理想就难以实现。

（写于 CA834 航班回国途中）

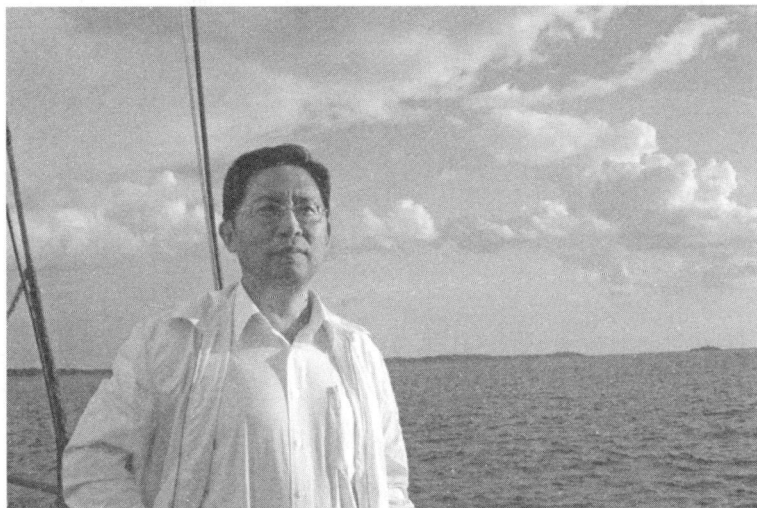

2008 年摄于美国马萨诸塞州

我喜欢的······

　　我喜欢的菜肴，是家乡菜。家乡菜里的母鸡汤，就一只鸡，全鸡，文火慢炖，直到满屋飘香，汤液金黄，这味道纯正；再比如这两天茭白上市了，弄上两三个，切成小块，与上市的毛豆米，在姜油里闷炒，清清白白，简单快捷，而且爽口鲜淡；再比如我喜欢吃红烧肉，就这一味，放上黄酒闷至极烂，酱红油亮，入口即化，天下美味。

　　我喜欢的美景，是自然，是宁静。那一望无际的田野，那起伏高低的丘陵，那水平如镜的池塘，那乡间的小路，那路旁的野花，都是让我喜欢驻足和享受的地方。还有，一年四季的变化，春天的杨柳，夏天的荷塘，秋天的明月，冬天的瑞雪，都是让我欣赏的美景。

　　我喜欢的音乐，是民歌，是小调，是地方戏曲。江南竹笛名曲《鹧鸪飞》，委婉，清丽，圆润，就如春二三月的雨后江南；二胡名曲《二泉映月》，表面是太湖水，里面倒像是东流的长江，平静而深沉。还有，黄梅戏的清丽，沪剧的绵软，锡剧的爽脆，越剧的灵秀，这些江南的地方戏曲，旋律优美自然，透出浓浓的生活气息。

　　我喜欢的东西还有很多，但都是洁净清丽的，活泼自然的，简单明快的······

　　可能这种审美原则，让我和经方结缘。经方并不多，常用者，也就百十来首，好记；每方的组成简单，大多不超过10味药的，其中两味药的组合、三味药的组合，都是规矩森严；还有，经方的使用，有章可循，凡方必有证，这方证不是空泛的理论，而是看得见、摸得着的临床应用指征；经方使用的原则非常简单——方证相应，有是证用是方，没有多少鼓鼓囊囊的那些"充填物"，也没有多少不着边际的空论。这些方来自生活，来自远古，经过千百年的经验积累，犹如经年的老酒，醇香绵长。

经方，我的最爱。

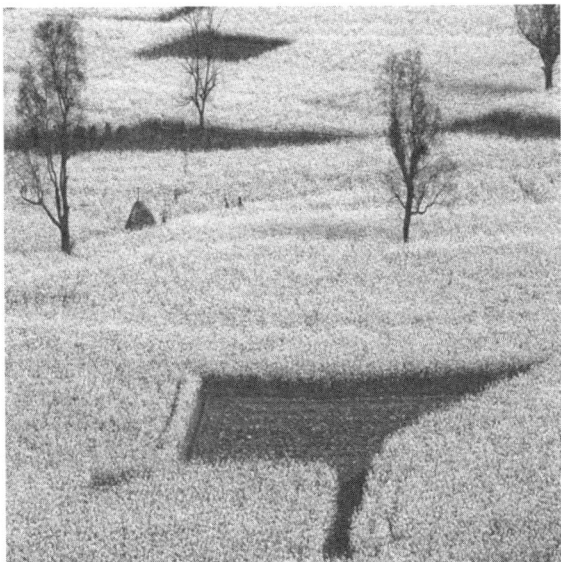

自然、宁静之美

安全用药的问题

　　昨天门诊上，有位患儿的年轻妈妈问我，孩子长期服用含有麻黄的配方有无副作用？她的孩子患有严重的异位性皮炎，我今年4月接诊后，给服半张防风通圣汤，病情得到明显控制，皮肤光滑许多，入夜能安睡。在对疗效满意的同时，这位孩子家长又产生了担心。这种担心是可以理解的，任何药物都有偏性，何况是麻黄呢？我告诉她，有病则病当之，当身体不适的时候，服用药物应该是比较安全的，特别是对证下药后。同时，我还告诉她，药不是饭，不是一日三餐必不可少的。这也就是说，病情稳定，药量就可以减少，或者干脆停药。

　　安全用药，是当今临床医学极为关注的领域。如何保证安全用药？首先，不是简单地采取无毒的药物，是药三分毒，是刀必有刃，关键是严格掌握适应证。在经方人的眼睛里，那就是方证。方证相应，是经方用药的原则，既是取效的前提，也是安全的保证。第二，选择合适的药物用量。药物的毒性往往与药量有关，特别当有效量与中毒量比较接近的情况下，安全用药就显得更为必要。比如附子、乌头、马钱子就是这样。但许多安全量是因人、因病而异的，也就是说，药量问题也与方证相关。第三，选择合适的剂型。比如麻黄附子细辛汤是汤剂，如用散剂，那中毒的几率必然大。第四，选择合适的服药时间。不同的时间服药，效果是不一样的。比如麻黄类的方，在空腹服用就容易出现心慌、出汗等反应，而餐后服用就不明显。第五，用药的节奏要合理。急性病服药，可以是每天两剂，频繁服用，比如小柴胡汤退烧，每天服用一两次是不行的，必须2～3小时服一次。但是，对于慢性病的调理，如果让患者每天3次喝汤液，十天半月还可以，如果要半年一年，那许多人是无法坚持下去的。我在临床上，常常让患者有吃三五天停两天的，或隔天服用的，还有每天仅仅服用一次的，或者根据身体感觉，有不适时再服用三五天的。这种服药的节奏，我还在临床上观察和摸索。

安全用药，是个大课题，但古代留下的经验不多，药理研究的结果还需要临床验证，我们的现有工作与时代的要求还相距很大，我们必须在临床注意观察和总结经验。总有一天，我们会把每首经方的使用说明书写的细致清晰，有适应证、功效，也有禁忌证、不良反应，还有现代药理……让百姓看得明白，让医生用得有数。

中医用药的自由裁量权

1997年，我们受国家中医药管理局委托，曾对国家人事部、卫生部认定的330位全国名老中医专家开展了一次临床用药情况的问卷调查。调查发现，他们常用中药的最小量和最大量的区间通常在1：5到1：50之间。为何有如此巨大的区间？这是与中药量效关系极为复杂相关。

中药是天然药物，中医治病又讲究辨证论治，也就是说中医用药不单纯是针对某一种疾病，而是针对一大类疾病或者某种特殊的体质或状态，量效关系就变得非常复杂。就中药本身来说，涉及品种、产地、质量、加工、炮制等因素；当中药到中医师手里，又会考虑配伍、煎服法，以及服用者的年龄、体质与所患疾病、环境气候、饮食习惯等因素。其中任何一个因素发生变化，均可以影响到药效。所以，当问卷调查问及您用这味中药的最大量与最小量为多少时，名中医们自然就写出了其较大的变化区间，有的甚至达到1：100的区间！由此可见，中药的用量的模糊和复杂。

长期以来，古代的先贤们对中药的量效关系做了非常了不起的研究，《伤寒论》《金匮要略》等书中的经方已经规定了在方证相应前提下的用量及方剂配比，作为经典的临床规范，为后世医家所遵循。但由于年代久远，中药品种质量的变迁，其用量问题还有待进一步研究，但这项研究的复杂性甚至不亚于史学界搞得夏商周断代工程！没有国家的支持，光靠中医界自发的甚至个体的研究是根本无法成功的，也就是说，要确定一个中医用量的精准的区间在近几十年内是不可能的。

目前最让中医界感到困惑不解的是，作为国家权威的标准性文件《中国药典》，对中药用量已经做了严格的规定。根据 2010 版的《中国药典》记载，其中中药用量的最小量与最大量的比例通常在 1∶3 左右。这与我们调查的结果反差太大！不知其依据何在？从现实来看，《中国药典》如此规定，给当今中医的临床以及科研教学带来极大的麻烦，甚至制造了无法规避的法律风险。为此，我们希望国家有关部门尽快修改《中国药典》，将书中中药用量的区间扩大，给中医用中药一个符合临床实际的自由裁量权。

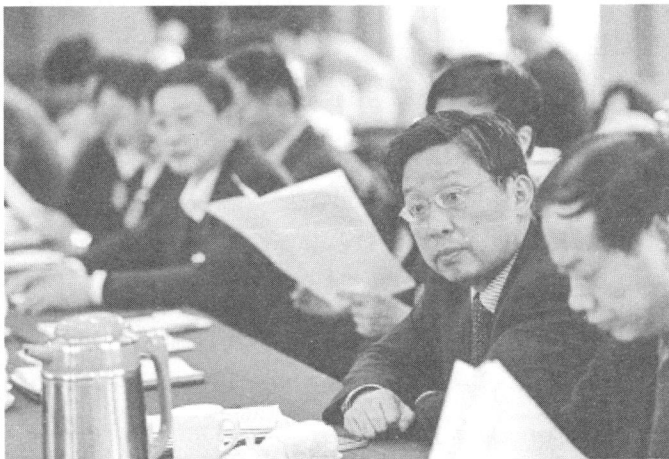

2012 年在江苏省政协大会上

为何要重视方证

指导方药实践的理论是什么？我不反对大家所熟悉的阴阳五行，也不反对一些学者去研究五运六气，去探讨历史上留下的许多流派及其学说，这些都是中医学的一部分，都应该有人去研究，去继承和发扬。因为这些理论和学说都有其存在的土壤和价值。但是，作为经方的推广者，我要呼吁广大的年轻中医重视方证。

方证是几千年历代相传的用药经验结晶，方证是我们应用经方的规范和指南，方证及其之间的关系就是我们方家的理论！方证表面上是方的应用目标和主治，是方药的组成部分，其实，方证反映了在疾病过程中人体的反应状态，换句话说，是机体的反应状态在药物及其配伍上的投影，因此，方证具有整体性。至于方证及其各方证之间的关系，就更为复杂多变，是个体化医疗必须熟悉并掌握的临床路径。

对方证的解释是需要的，特别是对患者进行说明的时候，必须运用患者熟悉的语言以及符合就医文化背景的符号去解释为什么得病？得的什么病？应该如何预防和治疗？

但是，解释仅仅是解释，这些解释性的理论不能等同于指导方药的理论，与方证语言不是同一种思维方式下的产物，在临床还不能混为一谈。许多方证是暂时无法解释或用目前的教科书理论所解释不清的，但不影响方证语言的存在和应用。许多方证及其关系的理论更多地应用于指导方药的实践，以及对未来发展趋势的预测，而不是解释性的理论。

为何要强调方证？还有一条极为重要的原因，那就是方证客观规范，便于学习和培养临床人员，便于学术传承。当今中国，需要大批的临床中医师，而不是大批的高明的理论家，更不是讲得头头是道，而临床用药茫然的"教科书中医"！经方医学以及方证、药证等等学说虽然不是中医学的全部，但这是中医学的基础，是让年轻中医踏上临床的捷径。当今提倡和推广经方的方证，刻不容缓；学习并规范方证的治学路径，不能丝毫游移，更不能轻易否定！

　　需要说明，讲方证不是否定病机的研究。证与机，犹如硬币的正面与反面，不可分割。只是有时要强调正面，有时要强调反面。对初学者来说，方证最为重要；在掌握方证后，需要研究该方证的病机。对于拘泥于病机的人，需要强调方证以棒喝之；对于拘泥于方证的人，则需要强调病机以善诱之。方证的规范，没有终结；病机的研究，远远没有到底……

马来西亚归来后

我是在马航失联的前一天回国的，所以，让许多关心我的朋友们小小地紧张了一下。确实，有不少时候，人是无法掌控自己命运的。2001 年 8 月 11 日，我登上纽约的世贸大厦的顶层，当时怎么能知道，一个月后这里将成为废墟？所以，活着就不要想死，要开心，要畅怀，要珍惜每一天。

这次在吉隆坡讲经方，因为是用中文，讲得酣畅，听得也静心，但我还是不满意。搞经方这么多年了，还有很多的问题搞不清楚，特别是原文的诠释、经方的主治疾病谱和适用人群特征、经方药量与剂型、经方的安全性问题等等。这些问题都需要进一步研究和探讨。当医生，特别是当中医，确实很辛苦，做到老、学到老，还是学不好。医学生涯没有尽头……

这几年，我的工作节奏越来越快，过去的几个月更忙，给我沉思，给我读书，给我写作的时间越来越少，我有点焦虑……我希望有点闲情逸致，希望有点寂寞，希望能沉潜一段时间，因为这是当学者的最好境界，只有如此，才能让自己保持敏锐的观察力，才能有写作的持续冲动，才能不断闪现创新的灵感。

网络上时常看到反对中医的文字，耳边也不时听到质疑经方的声音，这不足为奇。反对派的存在是好事，可以让人清醒和警觉。学术需要争鸣，真理越争越明。我不喜欢那些无谓的争吵，意气无济于我们的正事。经方人的着眼点是病人的眼神和表情，只要他们满意，那就是我们最大的快乐！

经方的火已经点燃了，不仅在基层，不仅在国外，就是在大的中医医疗机构，在中国中医管理高层，也已经开始关注经方。但是，习惯思维的阻力依然很大，经典教育尚未回归正途，经方队伍力量依然单薄，经方医学尚有被异化的危险……革命尚未成功，同志还需努力！

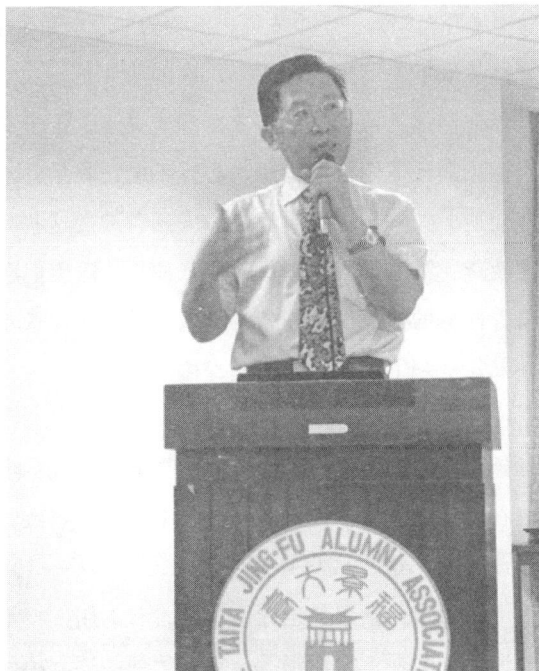

2012 年 7 月在台大景福园演讲

梦见跟张仲景抄方

2014-04-13

　　我读《伤寒杂病论》，喜欢做梦。时光穿越，来到东汉末年，跟着张仲景抄方。

　　东汉，是中国历史上战争最为频繁的时代，张仲景活动的地域中原，又是军阀混战的战场和割据之地。众所周知，战争年代，一切社会资源，应该首先保证军事的需要。我梦见张仲景也被军人征用，组织当时的野战医院——"庵庐"。于是，一部《伤寒杂病论》，就在我的梦中展开篇幅，一个个方证，演变为一个个活生生的病人。

　　那是一群从战场上下来的军人。这次的战斗是惨烈的。拼命的奔跑冲杀，让他们体力消耗极大，衣服湿了又干，干了又湿；刀光剑影，血肉横飞，让他们极度惊恐，心悸不已；收兵后，他们风餐露宿，饥寒交迫，一路步行数十里……来到营地的这些兵士，一脸憔悴，极度疲惫、饥渴难耐……这时，张仲景让医士们准备好了热气腾腾、喷香扑鼻的桂枝汤。一碗汤液入口后，张仲景才让士兵们喝热粥，并嘱盖被躺下。酣睡中，遍身微微汗出……第二天，疲劳感顿失，士兵们精神抖擞，重上战场了。

　　傍晚时分，鸣金收兵了，张仲景的营帐前抬来许多重伤员。他们大多被滚石、檑木砸伤，也有的从奔马上跌落，导致骨折、脑震荡的很多。或昏迷不醒，或哀嚎惨叫，二便不通……如果是现在，需要马上手术，而张仲景居然也让服汤药，有的用桃核承气汤，有的用大承气汤，有的是下瘀血汤等，往往大便一通，小便也畅，病情就趋好转。

那炙甘草汤，原文治疗"脉结代、心动悸"，原来我老是读不懂，后来梦见张仲景居然是用此方来止血！那是一个英雄少年，厮杀中受重伤，血流不止，送到营地时，面如白纸，气息奄奄，脉跳跳停停。张仲景赶忙让煎煮复脉汤，就是那首炙甘草汤，生地是鲜生地，用一斤！还有正宗的阿胶。煎煮出来的汤液，稠厚、香甜。伤员服完炙甘草汤不久，出血居然止了，脉搏也恢复正常。

那时的张仲景，不仅仅要处理战伤的兵士，还有处理当时的病员。战役以后，往往瘟疫流行，这是导致军营大量减员的重要原因。据说，当年曹操大军兵败赤壁，起因是许多军人染上了血吸虫病。流行性感冒，大多在秋冬季流行，常常病倒一片。张仲景当时治疗此病很多，他的经验也丰富。不过，这病用方也不一。壮士们，常常用麻黄类方，如大青龙汤、麻黄附子细辛汤、大柴胡汤等；瘦弱的人，则有用小柴胡汤、桂枝汤等。小柴胡汤使用的机会很多，凡是发热的，柴胡必用半斤，折合现在的剂量，可以达到120g！感冒常常合并肺炎，那时有用麻杏石甘汤，大多是气喘汗出的；也有用小陷胸汤，大多是痰黄黏稠、胸痛的；如果无汗而喘的，则用麻黄汤。

结核，是个古老的传染病，张仲景时代是常见病。患者多为年轻的士兵，他们瘦弱、食欲不振，发热起伏，有些医生不识此病，而滥用汗、下、吐等方法，不仅不能控制病情，反而导致体质下降，张仲景发现小柴胡汤最有效果，并将此方名为三禁汤，即发热性疾病处在迁延期，禁用汗吐下的病才能使用的方。结核病的表现形式在每个患者身上是不一样的，有的用柴胡桂枝汤，有的用柴胡加龙骨牡蛎汤，有的用柴胡桂枝干姜汤……

疟疾，特别缠人，寒热往来，间日而发作。张仲景常用白虎加桂枝汤、柴胡桂枝干姜汤、柴胡去半夏加栝楼根汤，；如果慢性疟疾导致的脾脏肿大，张仲景称之为疟母，有方名鳖甲煎丸。霍乱，是导致部队减员的重大疾病。剧烈的呕吐，腹泻如米泔水，人迅速脱水、四肢厥冷、休克乃至死亡。这时，张仲景出手的常常是四逆汤：生附子一枚，去皮，破八片，干姜一两半，甘草二两，水煎后参与抢救。那年春天，出现疫黄，许多人目黄身体黄，饮食不振，可能是甲型肝炎。张仲景用茵陈蒿汤、栀子柏皮汤等作为常规方，退黄特别快；但也有黄疸不退的，出现浮肿、腹泻的，张仲景常用五苓散加茵陈蒿，再严重不退，色黄如烟熏，则用茵陈四逆汤。

夏天，是细菌性痢疾高发的季节，多是军人们饮用了不洁水和食物导致，腹痛腹泻，便血如鸡鸭肝，有的人一夜几十次，烦躁欲死，黄连阿胶汤、黄芩汤是张仲景常用方。各种感染性疾病和传染病，大多发热，张仲景当时称之为寒热。张仲景处理发热性疾病最拿手。他没有统一的方，大多是根据方证，有的用桂枝类方，有的用柴胡类方，有的用麻黄类方，也有的用大黄类方或石膏类方，甚至有的用附子类方。比如真武汤也常常用于退热。

由于饮食粗糙、饥饱失常，军人中间饮食相关的疾病非常多。肠梗阻经常出现，腹痛腹胀，按之如石，下泄臭水，必用大承气汤或大陷胸汤。急性胰腺炎常常发作在庆功宴后。那天深夜，张仲景刚刚睡下，忽然快马到，说将军病重，张仲景赶过去一看，见那位胖将军一脸苦楚，翻来覆去，呻吟不止，张仲景一按上腹部，就告诉学生：按之心下满痛，此为实也，当下之，宜大柴胡汤。服后得畅便多次，果然痛失。酒，是军人的宝贝。战前动员、战后庆功，都离不开酒。特别是庆功宴上，许多人常常喝得酩酊大醉。醉酒，也常常需要张仲景参与治疗。但同样的醉酒，各人的表现形式也不一样，有的呕吐不止，有的项背强、烂醉如泥，有的腹泻连连，有的口干狂饮，有的出现心下痞……于是，葛根汤、葛根汤加半夏、葛根芩连汤以及黄连汤等，都是张仲景常用的解酒方。

战争是残酷的，军人中的心理问题也非常多见。有的患上了战争抑郁症，成天喃喃自语，胸满烦惊；有的是恐惧症，一听擂鼓，便吓得呆如木鸡，屁滚尿流；有的更雷人，干脆登高而歌、弃衣而走，精神分裂……柴胡加龙骨牡蛎汤、桃核承气汤、栀子厚朴汤、小半夏加茯苓汤等都是张仲景常用的。

那年大饥荒，军粮不足，士兵经常吃不饱，再加上连续征战，许多人瘦得皮包骨头，或者得了浮肿病。救治方，就是治疗虚劳的小建中汤。呕吐不能食的，要加人参；浮肿的，加黄芪。平时，张仲景也用薯蓣丸。薯蓣，就是山药的古称，丸方里有百枚大枣，常吃此丸，许多瘦弱的士兵们居然恢复了体力。

战争过后，中原人口锐减，当时社会急需人口。晚年的张仲景，对妇人科关注很多，如何让女人尽快怀上孩子？如何让孕妇能养好胎儿？如何让产妇生产顺利安全？是张仲景经常思考的课题。他用温经汤助孕，用当归芍药散安胎，用桂枝茯苓丸下死胎，效果真的很好！还有好多妇科良方，都记录在《金匮要略》的妇人病篇。

张仲景非常繁忙，因为当时庵庐里面的医生，大多是被临时征来的。这些医生大多各承家技，没有很好地研究医术，诊断过程简单马虎，比如诊脉不细致，按寸不及尺，按手不及足，也不会望诊和腹诊，只是简单地问几句，便处方用药。不少医生对病不对人，滥用汗法、吐法以及下法，所以，导致误诊、误治的很多。张仲景很多的精力，需要处理那些医源性疾病。比如误用麻黄等药过后，病人汗出心悸，于是用桂枝汤或桂甘龙牡汤，甚至真武汤；误用硝黄等猛烈攻下药后狂泻不止，则用甘草干姜汤、理中汤，甚至四逆汤。面对东汉医学医生缺乏而且水平低下的状况，张仲景陷入了深深地忧虑之中。为此，他决定要撰写一部医医的书，让医生们懂得如何识别方证，如何寻找个体差异，如何激活机体内在的愈病能力。于是，多少次，东方已现鱼肚白，而张仲景的营帐里，还是烛光摇曳……

做梦是轻松的，梦境是模糊的，醒来发现，以上很多场景其实是虚幻的，无法加以考证。从学术的角度看，要复原张仲景当年用经方看病以及撰写《伤寒杂病论》的场景，是极其困难的，甚至几乎是不可能的。但是，这种跟着张仲景抄方的梦，也不妨可以做一些，在我看来，这是解读经方方证的又一种方法，还不能不做。

经方是方，是《伤寒论》《金匮要略》中记载的古代经验方的略称，但经方不仅仅是方，经方是经方医学的略称，是一种思维方式。

经方不是中医的全部，但经方绝对是中医的精华。

临床上，不仅仅经方能治病，后世方、经验方，甚至单方草药均能治好病，但都没有经方规范。从传承学术的角度看，经方是中医最好的方，是学中医必进的门径。

我推广经方不是为了否定后世方，而是为了推广规范的中医。一个没有规范的学问是不可思议的，除非它不是学问。

经方强调的方证相应，就是临床唯以眼前出现的客观指征为依据，所谓的"有是证用是方"。

经方是有生命的方，学经方犹如滚雪球，越滚越大，因为经验容易总结；而用杂药乱投、中西药混杂，则如同手捧水，难以积累。

经方让中医人找回自信，让中医赢得尊严。

经方大众化

经方大众化，其目的是让经方给老百姓带来真正的实惠，满足他们日益增长的医疗保健需求；经方花小钱治大病，符合我国医改的方向。具体而言，是让大众了解经方，并在生活实践中应用经方，推广、普及一些安全有效的经方。这就叫"经方惠民"。

当今时代，就是一个大众化的时代，中央电视台的《百家讲坛》栏目是一座让专家通向老百姓的桥梁，从而达到普及优秀中国传统文化的目的；《星光大道》是以"百姓自娱自乐"为宗旨，为大众提供展现演唱才艺的舞台；经方大众化，就是让经方进入生活，让大众用经方，而不是用大方、贵方。经方本来就是劳动人民发明创制的，理应回归大众，服务大众，这叫"还方于民"。

经方是中华民族的优秀文化遗产，只有藏在民间，才能代代相传，惠及子孙后代。这叫"藏方于民"。

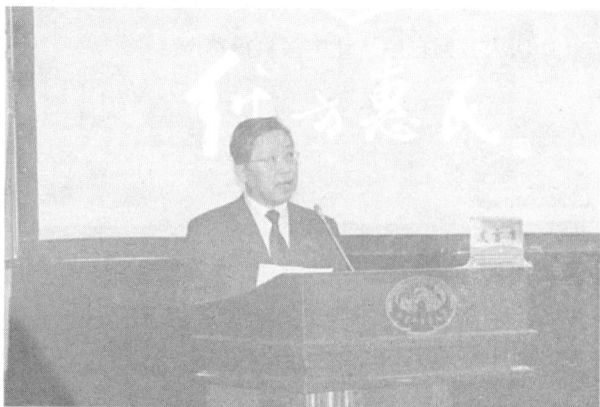

经方惠民

方人论

————方人识别是方证识别的一个重要环节。方证的构成可以理解为疾病与体质的组合，而其中体质就是方人。从临床医生的眼里，是看不到一个能够脱离具体人体的疾病存在，应用经方尤其重视体质。

————方人是这个经方适用人群的特征描述。这种表述是直观的、形象的，并以方名体质的分类方式，一方一人，没有歧义，保证了经方医学的严密性。

————方人识别是一种思维方法，是一种古代质朴的原始思维。原始思维是一种具体的思维，而不是应用抽象概念的思维，也是不讲究因果关系矛盾关系的思维方式。"有是证用是方"，没有逻辑推理，只是着眼于当下。

————方人识别是一种研究方法，其特征有二：一是强调整体性。方人是一个复杂的有机整体，体型体貌、心理行为、疾病趋向、家族史等，构成了一个活生生的人。二是强调共生性。方人的很多疾病或者症状，不可分开，互相之间没有因果关系。

————从心理学的角度看，方人识别，运用了直觉思维。直觉思维的特点，一是简约。它省略了许多分析推理的中间环节，跳跃前进，思维过程高度简化，一步到位，直达用方。二是独创。直觉思维是发散的、扩张的，特别适用于处理复杂多变的临床病例。

————方人是一种病理性体质，是指导临床选用经方的体质类型。有病才有体质，病越重体质倾向越明显。

——方人也是安全有效使用本方的证据。这个证据来源于长期的人体亲身尝试的经验，是安全用药的关键；同时，也是保证疗效的重要环节，对人用药，该方药能迅速激活调整生物体内在的抗病机制和自稳机制。

——方人的识别是寻找最基本的参照系。方人识别能帮助医生迅速作出优化选择。一个临床问题的解决，往往有多个方案，如何作出正确的选择？方人的识别能够提供最基本的参照系，让我们有方向感。

——方人识别是一种教学法。它试图用直观的、形象的手段，拉近书本与临床的距离，让学生尽快掌握经方应用的要点。这是一种与传统案例教学法相辅相成的教学法。

——方人识别是解决病因病机纷争的最佳途径。"以指示月，指并非月"，这句禅语是说明人们认识客体，可以借助媒介。比如认识人体疾病，往往借助病因病机的学说，但媒介本身不是客体，过分纠缠于病因病机的讨论，往往会让我们忘记人体疾病这个客体，而方人识别的思维则能避免这个问题的发生。

——强调方人是一种权宜之计。在目前中医学西化的倾向中，强调方证，尤其是强调方人有利于凸显中医整体观，而不受局部的干扰，使得原先注重于疾病的思路转为注重于整体。

——方人有多少？理论上说，所有的方都有适应的人群。但中医方太多，真正有明确方证的方不是太多，有证之方大多集中在《伤寒论》《金匮要略》中，而其中体质特征明显的方，还不是很多，还需要研究。目前本人初步归纳的方人，大约在50种左右。

——数十种经方方人虽然较目前流行的体质分类种类多出不少，但这些方人依然是一种临床用方的思维模板而已，与实际临床还有距离。在具体的患者面前，经方医生还要注意识别其体质的特异性，也就是说，每个方人下面还有许多亚型，尚待补充。

——四诊合参是方人识别的原则。方证的识别，离不开望、闻、问、切，需要医生对患者体型体貌、心理行为、疾病趋向、家族史等整体信息的收集和整理，最终做出判断。不能任意夸大某一种诊断方法的价值和作用。

——方人识别需要良好的精神状态。人在兴奋状态下，直觉思维才能流畅，所以疲劳、烦躁、恐惧、噪音等，均可以干扰方人识别的水平。经方医生需要良好的就诊环境和精神状态。

——经方医生需要培养自己的直觉思维能力。一要虚怀。平时多读书，多看病，多交流，让思维始终活跃，没有成见；二要灵敏，多观察，多记录，尤其是多总结个案；三要通达博闻。平时要多读小说，欣赏艺术，研究心理学，加强哲学、艺术的修养，目的是多熟悉自然人、多了解社会人，这样才能更好地识别方人。

（于北京会议中心）

我们为什么要推广经方

2015-01-29

从 20 世纪 80 年代开始，我就开始关注经方。10 多年来，我是一门心思推广经方。我写了几本介绍经方的书，《中医十大类方》《张仲景 50 味药证》《黄煌经方使用手册》等发行量较大，有的书还翻译成了英文、日文、德文、韩文出版。2004 年底，我开了个网站，叫"黄煌经方沙龙"，本来是和研究生讨论的平台，但开通后点击率逐日攀升，现在成了一个公益网站，点击率已经冲破 1196 万。我在国内讲座多，国外更多，跑了许多国家，都是讲经方。光 2014 年，就去了澳大利亚、加拿大、德国、瑞士、新加坡、马来西亚、爱沙尼亚等国，台湾去了两趟。这些年，我很忙，但忙得很充实，因为，推广经方是我喜欢干的事情。我觉得，作为一个中医教师，这是一个最能体现自身价值的工作。

我们为什么要推广经方？一句话，经方好！好在哪里？好处真不少。经方严谨，经方方小，经方价廉，经方有潜在的巨大市场开发价值，等等，可以列出的经方好处很多，但在我们临床医生看来，从学术价值的角度评价，经方有方证，才是经方的最妙之处。

谈方，不能离开证。方是矢，证是的；有的才能放矢，对证才是好方。所以，经方好，是好在经方的方证上。什么是方证？方证，就是方的主治。这个证，是安全有效地使用本方的临床证据。与后世方不同，经方的方证不是病机概念，而是非常实在的临床证据，是安全有效使用经方的依据和凭证。下面，我给大家说说经方方证的四大特征，这也是我们为什么要推广经方的四个理由。

第一个理由：经方方证真实，按经典方证用方，疗效可靠。

《伤寒论》说芍药甘草汤主治"脚挛急"，我治疗各种腿痛，效果确实不错。上周一，一个老病人电话告我，她的坐骨神经痛发了，右腿痛得不能着地，必须弓腰方能缓和些，针灸也没有效果。我说你记一下，两味药：白芍60g，生甘草30g。上周五她再打电话给我，说此方真神，一剂缓，二剂止；而且，大便也畅通了。她每剂药服了4次。

再说1例。1年前，我母亲腰椎间盘突出症手术，不幸导致椎间隙感染，腰痛之外，还不时出现脚抽筋，发作时呼天喊地，必须让人紧紧捏紧小腿方能缓解，后我用芍药甘草汤加牛膝，也是一剂而安。

芍药甘草汤，止痛神方，后世又称此方为去杖汤，专治腓肠肌痉挛以及坐骨神经痛。用原方有效，有时还加味，加附子，加麻黄、细辛。其实，芍药甘草汤还不仅仅是治疗腿痛，对其他神经痛也有效果。比如带状疱疹后遗神经痛、三叉神经痛等，甚至对痛经，也有效果。我曾用芍药甘草汤加黄芩，治愈过1例热性痛经，痛得死去活来，用芍药30g，甘草10g，黄芩10g，红枣20g，服后明显缓解。说来说去，芍药甘草汤治疗的就是挛急痛，肌肉的痉挛引起的疼痛。

泻心汤，也称之为三黄泻心汤，由大黄、黄连、黄芩三味药组成，主治"吐血、衄血"。临床就按此方证，对吐血、衄血等身体上部的出血，效果非常好。前几年，我的一个远亲支气管扩张出血，稍动即吐，用大黄10g，黄芩10g，黄连5g，沸水泡服，第二天即不吐，3天后出院，继续服用泻心汤，几年不发。

又治疗一个11岁女孩，从婴儿时就鼻衄、齿衄，越来越重，在苏州大学医学院确诊为血小板无力症，严重时鼻衄如喷射状，必须输血，中药吃了很多，基本无效，有一老中医开的方有些效果，但价格昂贵，承受不起。我看方是犀角地黄汤合十灰丸。后我嘱咐其用泻心汤，也是沸水泡服；两周后复诊，居然出血控制。家长欣喜异常，告诉我每天药费仅 3 元不到。

还是泻心汤的例子。一位老汉咳血，查出是一种罕见的呼吸系统疾病，名气管淀粉样变，我不识此病，但晓得可用泻心汤，每天 4 元多钱，居然控制了出血，至今 1 年多，依然没有复发。此方，经很多名医应用，经得起重复，清代名医陈修园说过："余治吐血，诸药不止者，用泻心汤百试百效。"

所以，张仲景的方证是不骗人的，很实在，可以重复其疗效，这是我推广经方的第一个理由。

第二个理由：经方的方证很客观，可以看得见，摸得着。

问大家一个问题：画鬼与画人，哪个容易？这个问题出自《韩非子》。说齐国的国王有次与一位为他画像的人交谈。齐王问他："画什么最难呢？"答："画马和狗之类的最难。""那画什么最容易呢？"答："画鬼怪最容易。马狗之类，大家都知道，早晚都能看见的，不可以画差一点，所以难；鬼怪，没有形状，也没有人见过，不知道它的模样，所以容易画啊。"这用在中医学上也一样的，讲理论最省力，因为它不受客观实际检验，可以瞎说一气，而讲方证则要接受客观实际的检验，所以很费工夫，很难。但张仲景就喜欢讲实实在在的东西，没有空泛的理论，而是具体可见的方证。经方的方证很客观，可以看得见，摸得着，点得到。

比如，柴胡加龙骨牡蛎汤证的"一身尽重，不可转侧"十分传神，这是张仲景运用一种白描式的手法，对一个身体极度疲惫、行动迟缓的抑郁症患者，或者步履维艰、转身困难或共济失调的脑病患者，或者是受到极度惊吓、迈不开步子的创伤后应激障碍患者的一种极为简略的描述。甚至可以将阳痿理解为"一身尽重不可转侧"的局部表现，也可以使用柴胡加龙骨牡蛎汤。

再如，大柴胡汤证的"按之心下满痛"一症，这是腹诊的结果，医生用手按压患者上腹部，患者疼痛拒按、局部胀满者，是大柴胡汤证的客观指征。我曾遇到过一些腹泻、腹痛的患者，按理腹泻不用具有泻下的大柴胡汤，但患者有上腹部压痛，并有反流、舌苔厚腻等，虽然其人腹泻，但可以照样使用大柴胡汤。我用大柴胡汤治疗支气管哮喘，就是因为患者有这个腹证。

经方的主治，常常可以在身体上找到对应点。比如咽喉部是半夏厚朴汤的主治部位，原文是"咽中如有炙脔"，凡是咽喉部位的异物感、黏痰、疼痛、咳嗽、浮肿等，均可用半夏厚朴汤。小腹部是桃核承气汤的主治部位，原文是"少腹急结"，所以，凡是在两少腹部的压痛、肿块以及便秘等，均可用桃核承气汤。头项、腰背，是葛根汤的主治部位，原文是"项背强几几"。头项、腰背，整个后背的困重感、拘急感、冷感，以及局部皮肤的疾病，如痤疮、毛囊炎等，均可以考虑用葛根汤。下肢浮肿是防己黄芪汤的主治，原文是"腰以下当肿及阴，难以屈伸"。所以，用防己黄芪汤一定要检查一下下肢，有无浮肿，两膝盖有无疼痛等，有浮肿、有膝痛者，此方效果才好。

所以说，方证是实证的，其极强的客观性，使得经方方证不会出现太多的歧义。"一个萝卜一个坑"，一个经方一个证，桂枝汤证、麻黄汤证、大柴胡汤证……看得见，摸得着，便于学习，便于应用。不像有些人说的方剂的使用，从天说到地，从《周易》说到八卦，从运气说到病机，不是没有道理，而是不着身体边际，让人觉得云里雾里，不可捉摸。

第三个理由：经方方证刻画的是人，而不是病。

遇到朋友，人家听说我是中医后，经常会接着问，你专长是什么？我说，我是中医。对方接着还会问，那擅长治疗什么病？我说，我不会看病，只是调理人。对方这时或若有所悟，或一脸疑惑。在许多人看来，医生一定是看某科疾病或某种疾病的专家。其实，古代的中医，有的分科，如外科、骨伤科、妇科、小儿科，但有的中医就不分科。你看看叶天士《临证指南医案》，就门类很多，不仅内、外、妇、儿，连皮肤、五官都有；江苏清代的孟河名医，大多内外科擅长，能开刀，能外治，开的方子也是非常精准。马培之以外科名时，但去北京看慈禧太后，是看的妇科杂病。再看看在国外行医的诊所，不也是什么病都看？中医原来不注重分科，因为中医眼睛里面不是"人的病"，而是"病的人"。经方，不仅仅是病的方，更是人的方。

《伤寒论》《金匮要略》中有关"人"的记载是非常多的，比如"尊荣人""失精家""湿家"等。"尊荣人"，骨弱肌肤盛，容易疲劳，没有力气，赘肉多，容易生血痹的病，用黄芪桂枝五物汤；"失精家"，容易遗精，阴头寒，性能力差，目眩，发落，容易头昏眼花，容易脱发，用桂枝加龙骨牡蛎汤；"湿家"，面黄，食欲好，自能饮食，消化系统健康，腹中和无病，但容易生喘病，容易身疼发热，容易头痛、鼻塞等，常用麻黄加术汤、麻黄杏仁薏苡仁甘草汤等。张仲景还有如"淋家""呕家""亡血家"等提法，这是根据疾病的易趋性来定体质；又如"强人""羸人"的提法，是根据体质强弱、外形胖瘦来定的体质。以上各种关于病人的记载，都说明古代医家重视人的观察和分类。

人是活人，所以，人的特征，胖瘦枯荣是次要的，关键是神色，也就是人精神状态。经方方证往往有对患者精神状态特征的描述，而且非常精彩和传神。

黄连阿胶汤是一首具有清热止血止痛的安胎方、止血方、止痢方，但《伤寒论》原文并没有出血、下利、腹痛等证，而是将"心中烦、不得卧"作为其方证的特征，突出了处在极度烦躁不安、焦虑难眠的精神状态。

桂枝汤的"气上冲"，小柴胡汤的"往来寒热、胸胁苦满、默默不欲饮食"，大柴胡汤的"郁郁微烦"，桃核承气汤证的"其人如狂"，大承气汤的"谵语""不识人"等，无不是精神症状。

学习经方后，我的思路不知不觉从疾病转向体质，从僵尸转向一个活生生的人。我最近接手一位患者，是个发热多年的女患者，西医诊断为成人 still 病，长期服用激素，人都变形了，后用小柴胡汤加生地，烧退了，激素也减了，人也变漂亮了。但是，前不久又发热了，用小柴胡汤、大柴胡汤等均无效。后来我和学生们分析，看她虽然发热多天，而且数日不食，但就诊时精神依然很好，觉得有抑郁、焦虑的存在，遂进行心理疏导，服用四逆散合半夏厚朴汤解郁，她大哭一场，药后得汗热退。

还有，曾治疗一位小学女校长的关节痛，怀疑类风湿性关节炎，其疼痛与情绪、天气相关，并有失眠。我用柴胡加龙骨牡蛎汤，居然关节痛很快消失。

痛经，是女青年的临床常见病，许多与精神压力相关，用当归芍药散、桂枝茯苓丸、用温经汤未必有效，对伴有焦虑、失眠、恐惧心境，发时疼痛剧烈，并有呕吐者，用半夏厚朴汤、栀子厚朴汤效果就不错。

第四个理由：经方方证教你如何处理复杂多变的临床病证

临床是非常复杂的，说句笑话，疾病不是按教科书来生的。面对眼花缭乱的病情，面对寒热错杂、虚实互见的证型，如何出手干预？要看时机，要看档口。经方方证着眼于当下，而不是拘泥于某种常规或病理。每个经方方证，就是前人处理临床复杂多变问题的模式。

清代伤寒家舒驰远治一产妇，发动六日，儿已出胞，头已向下，而竟不产。医用催生诸方，又用催生灵符，又求灵神炉丹俱无效。舒诊之，其身壮热无汗，头项腰背强痛。云此太阳寒伤营也，法主麻黄汤。作一大剂投之，令温服，少顷得汗，热退身安，乃索食。食讫豁然而生（《女科要诀》）。麻黄汤催生，这是非常规的治疗方法，但却有效。其实，临床看病，很多都是非常规的。

余国俊先生也说过这么一件事。他说 30 年前，他在成都读书，学校刘教授颇善医道，惟常年失眠，遍用诸方，疗效平平，深以为苦。因闻城里一老中医一年四季治病，无论男女老幼，亦无论所患何病，开手便是麻黄附子细辛汤，竟而门庭若市，门诊人次逾百，人称"火神菩萨"，便往一试。既至，老医令其伸舌，随口吟曰"麻黄附子细辛汤"。助手立即抄方与之。刘教授悻悻然。不意服完 1 剂，当夜竟然安睡！（《中医师承实录》）

这种思维方式，就是经方医学的方证相应模式，后世有称之为"有是证，用是方"。在经方人眼前，只是看现在何种方证，而不是某种理论或概念，如果拘泥于某种经验常规，常常误诊或误治。

2012 年 10 月在江阴治疗一位老妪，体瘦肤黄，行走蹒跚，述说头晕头昏、右手震颤、手脚欠灵活年余。病情始于老伴去世后，心情抑郁，平时易悲伤掉泪，入夜难眠，怕冷。西医检查无异常。我先用柴胡加龙骨牡蛎汤 3 周，无效，依然头晕欲仆。复诊根据真武汤证的"头眩，身𥆧动，振振欲擗地"经典方证，用真武汤原方：制附片 15g，白芍 15g，白术 15g，茯苓 15g，干姜 10g，7 剂。震颤等症状明显轻减，气色也大大好转。为何开始没有用准？就是拘泥于心情抑郁、失眠，而忽略其震颤、头晕的真武汤证。

当医生不容易，这是我从医 40 多年的体会。《伤寒论》序言："夫天布五行，以运万类；人禀五常，以有五脏。经络府俞，阴阳会通，玄冥幽微，变化难极，自非才高识妙，岂能探其理致哉？"生命世界十分复杂，病情变化多端，就是同样的疾病，在不同的患者身上表现的形式不一样，治疗的方法也不一样。个体化方案的确定非常困难。所幸的是，经方方证相应为我们提供了许多可以借鉴的宝贵经验。经方是应对人体某种特定应激状态的药物调控手段，方证是临床医生把握这种特定应激状态的经验结晶。掌握经方方证，就能以不变应万变，能够处理复杂多变的临床问题。用清代医家徐灵胎的话是："盖方之治病有定，而病之变迁无定，知其一定之治，随其病之千变万化，而应用不爽。"

前天，微信上就有一位医生问：讲方证，能否抛开五行学说？我说：五行学说是有用的，但在识别方证的时候不一定需要。就如在一堆人中找你的亲人，还需要指南针或导航吗？对熟悉的人，凭直觉就行，望一眼，看步态、听声音就知道是谁了。"蓦然回首，那人却在灯火阑珊处。"方证，强调直觉思维，所以，古人称辨证为识证。识，认识的识，识别的识。

推广经方的理由还有很多，但我想，上述的四个理由已经足够了。第一个理由，说的是经方的经验性。经方是几千年来中华民族使用天然药物的经验结晶，这种经过人体亲身尝试得出的经验，比什么都宝贵，无与伦比，是中华民族对人类文明的又一贡献。第二个理由，是说经方的实证性。经方是中医临床的规范，所以，历代名医无不在经方着力。第三个理由，说的是经方的整体性。中医学的整体观念，在经方应用中体现得淋漓尽致。第四个理由，是说经方思维方式的正确性和实用性。医生是用来解决病人痛苦的，既要考虑患者的痛苦诉求，又要考虑医疗手段的可能性和可操作性。在决策中，经方是前人处理复杂问题的模式和案例，可以借鉴，可以参考。

对经方的重要性，历代名医说了很多。历代许多有识之士为经方的推广，已经做了大量的工作，柯韵伯、徐灵胎、陈修园、曹颖甫、叶橘泉、胡希恕等等，都是我非常崇敬的前辈，我这些年的工作只是继续他们的工作而已。我多次说过，经方并不是中医学的全部，中医临床也未必只有经方能治病，但经方是中医学中最规范的内容，这一点，没有疑义。所以说，中医的传承，必须把经方的推广作为基础。

经方为何不言补

昨天的欧洲中医经方学会群内很热闹。德国的张莉医生对一个用泻心汤治疗嗜睡疲倦的中年男子的案例很感兴趣，进而提出了以下的问题：《伤寒论》的治病思维与脏腑辨证之间的关系是什么？经方如何体现补法？张莉医生提出的这个问题具有普遍性。早晨起来，随手敲打出如下文字。

从宋代以来，医生已经成为一种挣钱的行当。要挣钱，卖保健品最安全最来钱。所以，宋元以后，补法逐渐盛行，此风至今更盛。古代的医生称之为"工"或"疾医"，是有技术的奴隶，他们一门心思治病，哪能有卖药挣钱的份？宋代以后，仍然需要治病的医生，但治病救人风险大，利润小，"疾医"之道式微，真正的医学反而不能发达，这也在情理之中。

卖保健品，吃得人越多越来钱，这就需要吆喝，需要包装。什么理论最通俗易懂？什么说法最让中国的民众入心入耳？那就是说你亏，说你虚。虚在哪里？讲脏腑气血最为恰当。你只要看看当下热门的电视养生节目，听听清晨的收音机里的卖药之声，讲的中医理论大多如此。但是，临床治病与卖保健品是两码事，这套理论不管用，至少不够用。凡是补药，是能与五脏理论相衔接的，而说到大黄、附子，说到麻黄、细辛，说到黄连、黄芩，恐怕就难以用什么"虚"来说事了，还是要用六经，最好说方证、药证。但这些说法是医生圈子的行话，这就是专业术语。

但是，现在很多的中医，专业术语反而不太懂。《伤寒论》《金匮要略》有多少人去花功夫研究？最常用的经方虽然就百余首，能用的人也不多啊！于是，中医学就成了一个脾虚肾虚、阴虚阳虚的世界，这样的状态，能不被人诟病吗？"邪之所凑，其气必虚""正气存内，邪不可干"，这几句话当今中医无人不晓，无人不脱口而出，这恰恰成为当今脏腑辨证以及补益药滥用的"理论根源"。但是，请大家注意清代医家王旭高是这么说的："邪之所凑，其气必虚；虚处受邪，其病则实！"在病的层次，在活生生的病人面前，医生的想法就不像理论家想得那么简单，人体的疾病不是一个"虚"字能够概括，用方也不是一个"补"法能够统辖。要不，《伤寒论》不会出方113首，《金匮要略》更不必论病二十五门！后世也不必总结出治病的八纲和八法。请见清代程国彭的《医学心悟》："论病之倚，则以寒、热、虚、实、表、里、阴、阳八字统之，而论病之方，则又以汗、吐、下、和、温、清、消、补八法尽之。"《伤寒论》的方为何取效？其实质不是补，而是调。这个调，是因势利导，是顺势而行，或汗，或下，或清，或温，或活血，或利水……总之，伺机而动。这个"势"和"机"如何把握？要"观其脉证"，要"随证治之"。这个证，就是病机或病势的外在表现，更是用方的证据，就是后世说的"方证"。

方证怎么来的？不是凭空想象而来，不是能背几句"正气存内""邪之所凑"或者"补脾不如补肾"之类的话能想得出来的。方证的形成，靠长期的、反复的实践，是神农氏尝百草而来，是伊尹辈反复调制而来，积累数千年的用药经验和生活经验，方成数百个经典方证！

中医学虽然与古代哲学有关系，但毕竟是一门治病救人的行当，也是中国人传统的生活经验和生活方式，没有很多的大道理可言，倒有许多实实在在的下手工夫。本草与针灸，各自有自身的应用规律，不是简单地用某种理论可以概括或通融，我们要学习掌握本草和针灸，必须尊重和传承前人留下的规范。对于当今的中医师们，我们必须反复呼吁：回归经典吧！那才有我们中医的路！

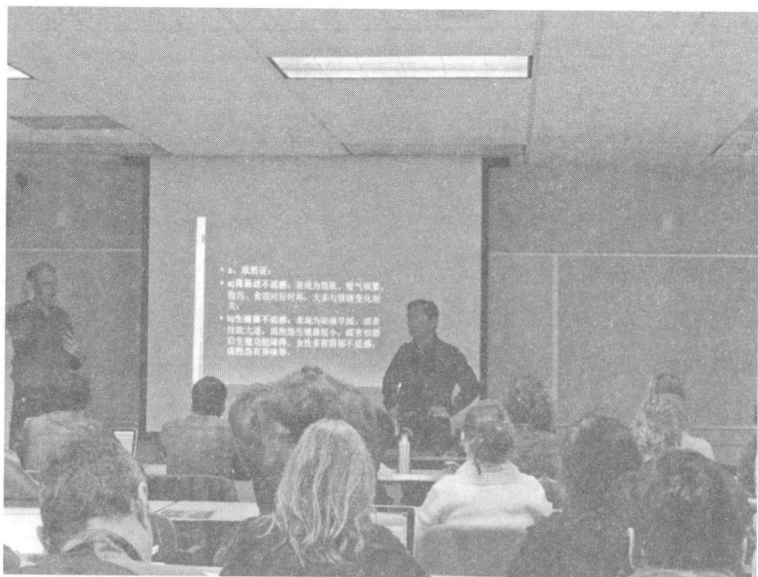

2012 年在美国讲经方

如何写个案

　　对当今真正的中医工作者来说，目前最适合也最可操作的临床研究，应该是个案研究（Case Analysis）。

　　个案，中医称之为医案。医案是医生临床思维活动的记录，辨证论治过程的记录，是中医理、法、方、药综合应用的具体反映形式。中医要开展整理临床的经验和事实，离不开医案；临床医生要训练辨证论治的技能，培养知常达变的本领，特别是要借鉴和吸取各家的学术思想和经验，离不开医案。许多医案，还具有极强的思想性和可读性，是中医教学不可或缺的读物。

　　清代医家徐灵胎的《洄溪医案》，并不以治验自炫，而是以治验教人认识医学，掌握医学的理论，掌握正确的治学方法。《洄溪医案》看作是一部通过医案进行医学思想、医学规范、治学方法教育的通俗读物。

　　晚清名医余听鸿先生的《诊余集》，文笔朴实生动，记载详细而不烦，很有现场感。所选案例皆为疑难重症，诊治过程曲折多变，证候复杂难辨，然医案能一一道出原委，有较强的学术性。案后每有余氏的心得体会，示人如何学医，如何辨证识病，如何立法处方。

　　《治验回忆录》为湖南名医赵守真所著，收载验案一百例，是作者数十年来临证心得的记录。全书文字简练，但叙述治疗经过详细，特别结合经典原文论述诊疗思路，对用经方很有启发。

　　《汉方诊疗三十年》为日本汉方家大塚敬节先生所撰。30 年的医疗经验浓缩为 370 多例验案，朴实的记录，真实地反映了大塚先生的学术历程和使用经方的临床思路。

20世纪以来，中医的医案出版了不少，但无论在数量和质量上都还很不够，还远远不能满足中医教学和研究的需要。许多临床中医师还没有把医案的阅读作为学习的方法，把个案的写作作为临床研究的基本功。

如何写好个案？我谈谈几点不成熟的看法，供参考。

第一，个案要以问题为驱动，强调其理论意义。

个案的选择，并不以有效作为标准，而是以有无学术价值作为标准。可以是某个经方方证的新认识及应用，或对某条经典原文的新的解释；可以是某种新观念的提出，或对某种观念的批评；可以是某种疾病的独特视角。也就是说，个案强调的不是"验"，而是"理"，要有思想性，要有临床指导意义。

松江王孝贤夫人素有血证，时发时止，发则微嗽，又因感冒变成痰喘，不能落枕，日夜俯几而坐，竟不能支持矣。是时有常州名医法丹书，调治无效，延余至。余曰：此小青龙汤证也。法曰：我固知之，但弱体而素有血证，麻桂等药可用乎？余曰：急则治标，若更喘数日则立毙矣。且治其新病，愈后再治其本病可也。法曰：诚然。然病家岂能知之？治本病而死，死而无怨，如用麻桂而死，则不咎病本无治，而恨麻桂杀之矣。我乃行道之人，不能任其咎，君不以医名，我不与闻，君独任之可也。余曰：然。服之有害我自当之，但求先生不阻之耳。遂与服，饮毕而气平就枕，终夕得安。然后以消痰润肺、养阴开胃之言以次调之，体乃复旧。法翁颇有学识，并非时俗之医，然能知而不能行者，盖欲涉世行道，万一不中则谤声随之；余则不欲以此求名，故毅然用之也。凡举事一有利害关心，即不能大行，我志天下事尽然，岂独医也哉！（《洄溪医

案·痰喘》）

第二，个案要有现场感，要有情节。

1.个案开始要有场景描述，如有时间、地点、人物、起因等要素。

常熟大河镇道士王少堂，六月初偕妻回里，十四日起寒热，遍体红疹满布，周姓医进以辛凉解肌之方，服后病增。至十七，病更剧，其岳母邀余诊之。脉极细而微，重按至滑，微见数象；神识颇清，遍体干燥，身无点汗，舌绛无津，而又不渴，言语轻微，躁不能寐，红斑密布，无空隙之处。余思此乃正虚邪陷之阴斑也。余曰：初十晚到家，逐日所作何事，试一一述之。曰：十一至十三做法事，十四日，忏事毕，结账后，当夜即热。余曰：再去问之，初十有房事否？答言有之。初十日酷暑，坐船数十里，外风袭表，暑热遍蒸，至夜欲后，气脉皆虚，热邪即乘虚内伏，加至十一至十三，身为法官，终日厚衣，汗出不止，汗多则外阳已虚，津液亦涸，腠理空豁，又高叫敕令，中气亦虚，热邪易入，故见寒热；又被寒凉之药遏其阳气，故内热虽甚，无阳气蒸动，无津液化汗出表，若再服寒凉，表阳愈虚，热陷更深，阴斑无疑矣。用仲景桂枝汤加干姜、人参，重用甘草，服后再饮以米汤。余思汗多则阳弱阴伤，以桂枝汤和其表；以干姜合桂枝护其中阳；假甘草之多甘，合米饮之谷气甘淡以助胃津，得干姜之热，蒸动胃津以上升，又赖桂枝之力，推之出表。若得汗出，则中阳动而表阳和，内伏之邪亦可由外表而发，待其烦躁狂叫或奔走越垣，方为佳兆，切不可与以凉药，恐火郁不能外达也。如服此药后，仍然不变，则难治矣。

服药后，明午果然神识渐狂，高声而起坐不安，渴已能饮。病家惊惶，饮以蔗浆一碗，依旧静卧，声微脉细。至二鼓，余至其家，问之，曰：今午渐狂，声高渴饮，不料服蔗汁后依然如故。余曰：正欲其阴痉转阳，由里出表，阳回而烦，方为佳兆，又为寒凉所遏，事属周折，仍从原方，加台参须服之。明午又见烦躁能饮，以温水饮之，汗出脉起矣。再进以甘凉之品，生胃阴而泄热助汗，托之外出，汗透而神静安寐，脉亦转和缓，能思饮食。余曰：汗后肌润，脉和思食，正能胜邪，病有转机矣。阳回以养阴为要，时以生脉法，加甘凉咸寒之品，数剂而瘥。然症似少阴，究非伤寒可比，此是外邪内伏，无阳气阴液化汗以达表。所以读《伤寒》者，知有是病，即有是方，两言尽之矣。（《诊余集·阴斑热陷》）

某男，25岁，裁缝。上月至邻村探亲，归途猝然大雨如注，衣服尽湿，归即浴身换衣，亦未介意。三日后，发热，恶寒，头痛，身痛，行动沉重。医予发散药，得微汗，表未尽解，即停药。未数日，竟全身浮肿，按处凹陷，久而始复；恶风、身痛、无汗。前医又与杏苏五皮饮，肿未轻减；改服五苓散，病如故。诊脉浮紧，恶风无汗，身沉重，口舌干燥。投大剂越婢加术汤：麻黄45g，苍术12g，生姜皮10g，石膏30g，大枣10g，甘草10g。温服1剂，覆被而卧，汗出如洗，肿消大半；再剂汗仍大，身肿全消，竟此霍然。（赵守真《治验回忆录》）

2.记录患者的痛苦主诉。

乌镇莫秀东患奇病，痛始于背，达于胸胁，昼则饮食如常，暮乃痛发，呼号彻夜，邻里惨闻。医治五年，家贫荡尽，秀东欲自溢。其母曰：汝有子女之累，尚须冀念，不如我死，免闻哀号之声，欲赴水。其戚怜之，引来就医。余曰：此瘀血流经络也。因谓余子曰：此怪病也，广求治法以疗之，非但济人，正可造就已之学问。因留于家用针、灸、熨、溻、煎、丸之法，无所不备，其痛渐轻，亦渐短，一月而愈。其人感谢不置。余曰：我方欲谢子耳。凡病者须尽我之技而后奏功，今人必欲一剂见效，三剂不验，则易他医，子独始终相信，我之知己也。能无感乎？（《洄溪医案》瘀留经络）

3. 要陈述医生的思维过程。特别是病情复杂多变情况下医生处理的思路。特别要提示识证的关键所在。或是脉舌，或是某种体征，或是某个症状群等。

壬午七月，余至琴川，吾友沈芝卿劝余施诊。八月间，温热大行，病诊甚多，每日应接不暇。至腊月初五，因年事催迫，欲回孟河度岁，是晚与芝卿同饮于醋库桥。芝卿曰：吾腿上起红斑，已有两日，并无所苦。余视之，两股、两胫及手腕等处起红斑如豆如粟，视肌肤稍高，色微紫而不鲜泽，有时作痒，谅由冬天温暖，风热所致，当时开一辛凉解肌之方。初六早解缆启行，过扬库之西塘市，河冰泊舟，五日冻解，一路耽搁，至十九日到常州，接得吾友胡少田之信，云芝卿病重。余半载未归，归心如箭。至二十日又接到少田信，云芝卿病危，即速回琴。斯时雪深冰坚，余即寄装于怡芬泰茶行，负絮被一条，趁航至锡山，连夜过航，至琴川，到已十二月廿三日午后矣。一见芝卿，形容十分狼狈，囟首桎梏，身上红斑皆聚成块，大骨骱处及肩胛、尺泽、足膝、环跳、足胫等处，俱结红色一块，坐不能卧。余亦为酸鼻，即细问其病之始末。病家曰：初六日身起红斑，亦无所苦，至十一日，即胸中痞闷而呕，具有寒热，延裴姓医，进以高良姜、两头煎、吴萸、红豆蔻、官桂、香附、干姜等味，两剂后觉胸中更阻，大便秘结。至十五日，大便后，猝然下血甚多，自此每日下血下利，斑疹渐收，聚于骨骱，而手足拘曲，寒热亦止。至今七八日，日夜下利无度。余诊其脉，细而弦紧，舌苔白滑而润。余细思之：斑由冬温而来，热阻胸中，肺气不宣，则气逆而呕，被裴姓医辛热大剂，劫动血络，阴络受伤，血从下溢，大便血后，血不能养筋，则筋拘束不伸；正气下陷，则斑疹随之而收束，聚于骨空节骱之处而成片。检近日所服之方，皆槐花、地榆、山楂、银花、枳壳之类。余思此症，乃失表症也。若以人参败毒散服之，逆流挽舟，冀其斑透而痢止。服人参败毒散后，果能得汗，斑疹结聚，散布满体，痢仍不止，再服依然。虽属知己，余亦难自专主，即邀王简修诊之，用当归赤小豆散加槐花、地榆之类。又邀沈心田诊之，进以阿胶、地黄之类，皆在阴分一边，方俱难以惬意。余再诊其脉，仍如前，舌白不化，下利清谷，血脱则气亦脱，血脱先固气，仍如前，舌白不化，下利清谷，血脱则气亦脱，血脱先固气，当服温补，似乎合符，故王、沈二君之方，俱未敢服。彻夜思维：服温补又恐有碍红斑，然阴斑虚疹亦不忌温热，况事已如此，完谷不化，汤药入腹，即滑而出，断无再服阴药之理，当舍表救里为是。先进以四君子汤加木瓜、萸肉等消息之，调以赤石脂、米汁，服后即滑脱而下，亦无所苦，惟面红目红，夜不能寐，舌滑口和，俱少阴之见症。他医皆云下血太多，阴不敛阳，不如清热养阴。余专主此事，总不能听各医眩惑，若不升阳固气，利断难止。余进以重剂附子理中汤：党参五钱、白术三钱、干姜一钱、附子一钱、炙草一钱、红枣五枚，煎汁服之，虽无所苦，而舌转干黄，渴而不能饮，各人皆谓药不对症。余曰：治病当有药主，其权在我，若再服寒凉，岂有生理？再服原方一剂，舌苔又转焦黑，扪之如炭，脉仍沉迟不浮，面红目赤，夜仍不寐。余心焦灼，即着人请支塘邵聿修先生。时正天寒雪厚，邵先生不能来城。廿六日，年事匆匆，再服理中汤一剂，黑苔皆剥，舌变干绛色，胃气稍苏，利亦稍稀。余曰：阳分已回，稍顾其阴，原方加入生地、阿胶，服后利又甚，舌转薄白。余曰：阴药不能进，阳回而无依，如之奈何？二十八九日，又加呃逆，仍服附子理中，加以丁香、代赭，去阴药不用，而利稍减。访得东乡丁姓医，颇有名望，遣人请之，是日已大除夕矣。余思元旦无市，即开单买药十余种，参、术、附、桂、苓、草之类，配而与服，服三剂，至正月初二，利已止。丁姓医到，看前诊诸君之方，无一不错，惟用山栀、连翘、桑叶、杏仁、蝉衣、芦根之属，谓此症极轻，服两剂，再邀复诊可也。病家亲戚辈，见此症面红耳赤，舌绛而干，凉药最宜，心中反咎余用温热之药，心必不甘，况丁君之言，津津有味，姑且煎好，服少许试之。先服一杯，便觉寒战，舌转白润，作哕不休，利又下甚，余即进以理中汤，哕止，病家仍不信余，再服丁药半杯，舌仍转润薄白，而呕又至。余曰：虚阳上戴，假热无疑。至初三夜，邵聿修先生到，诊之曰：舌干而绛，下血极多，血脱则气亦脱，若专服阳药，阴液何在？阳无所依，阴躁即见，岂能久持？斟酌一方，用归脾汤和黄土汤，去黄芩，阴药少而阳药多，可保无妨，余亦为然。邵先生即时返棹，然方煎服，病人云觉背脊中寒凉，而药仍从大便流出。余曰：聿修先生为常昭两邑医生之冠，无出其右者。投之无效，真束手无策。然既能纳温补，只能仍归温补。即进以鹿角、杜仲、枸杞、附、桂、党参、冬术、炙草、干姜、巴戟、红枣大剂，服三剂，利止，面红目赤仍不退，夜仍不寐。至初六卯刻，猝然冷汗如浴，呃逆频频，连续不止，已见欲脱之象。余曰：难矣！按脉仍沉而不浮，汗出如冰，此时亦无可奈何。余即以附子三钱、高丽参一两二钱，煎浓汁，作三次服，巳刻服一次，不觉胀热；申刻服二次，汗稍收，呃亦减；亥刻服三次，尽剂。又另煎潞党参四两，终日饮之，至尽剂，汗收呃止，而能安寐，面目红色亦退，从此转机。后嗳气不休，是胃中新谷之气与病之旧气相争，服仲景旋覆代赭汤十余剂而平。此症舌干而黑，目赤面红，且兼血痢，能专主温补，一日夜服高丽参一两二钱，党参四两，附子三钱者，幸病家能信余而不疑，而余亦能立定主见而不移。若一或游移，进以寒凉养阴之品，不死何待？！虽雪深三尺，日夜踌躇，衣不解带者半月，亦劳而无功。此治病之所以当胸有成竹也。（余听鸿《诊余集》）

里中张君雪沂令正，三十七岁。于乙巳年患经行腹痛，医进胶艾汤多剂，痛乃日盛，而加以呕吐，迄今十载，诸药备尝。迩年益频，痛势益剧，满床乱滚，声彻比邻。乞余诊之。脉弦滑而数，曰：巅痛、口渴乎？带多、腰痛乎？汛色紫黑乎？病者惊以为神，惨容为之一展。余谓雪沂曰：此证不但温燥腻补不可用，即四物汤亦在禁例，宜乎遍访女科，而竟无一效也。与芩、连、栀、胆、茹、柏、蒿、薇、乌鲗、茅根、藕为剂。服至下月经行，即不吐，痛亦大减。此等药服逾半载，各恙悉蠲。（《王孟英医案》）

郑某，吐血盈碗，孟英脉之，右关洪滑，自汗口渴，稍一动摇，血即上溢，人皆虑其脱，意欲补之。孟英曰：如脱，唯我是问。与白虎汤加西洋参、大黄炭，一剂霍然。

锁某，弱冠吐血，杨医连进归脾汤，吐益甚。孟英视之，面有红光，脉形豁大。因问曰：足冷乎？探之果然。遂与六味地黄汤送饭丸肉桂心一钱，覆杯而愈。（《王孟英医案》）

4. 说清楚治疗方案以及服药后的结果。不仅是处方药物名称，还要包括剂量、剂型、煎服法。服药的效果要明确何为有效？何时起效？

刘翁镜人，年古稀，体矍铄，有卢同癖，时吐清涎，每届天候转变，遂发头痛，而以巅顶为烈，服温药则愈。近因家务烦劳，头痛较增，咳剧涎多，不热不渴，畏寒特甚，杂服诸药罔效。昨来迎诊，切脉细滑，舌润无苔，口淡乏味，症同上述。若从其头痛、吐涎、畏寒等象观测，由于阳气不振，浊阴引动肝气上逆之所致。正如《伤寒论》所谓："干呕吐涎沫、头痛者，吴茱萸汤主之。"且其年高体胖，嗜茶增湿，胃寒失化，水泛成痰，外表虽健，而内则虚寒痰凝也。治以吴茱萸汤温中补虚，降逆行痰，颇为证情适合。党参八钱、吴茱萸二钱、生姜五钱、大枣五枚，连进三帖。头痛吐涎渐减，而小便清长，较昔为多，此缘阴寒下降，阳气上升，中焦得运，决渎复常耳。药既见效，原方再进四帖，诸症尽失。改用六君子汤加干姜、砂仁温脾益气，善后调理。（赵守真《治验回忆录》痰厥头痛）

第三，个案写的是"病的人"。

要让医案中的主角——患者要立起来，要有患者的音容笑貌跃然纸上。要做得这一点，可以注意如下的描述：①病人的富有个性的自然语言表述；②病人就医时的身体语言、表情神态；③病人的职业、教育程度、家族史、治疗史、既往史等。要在个案中描绘一个活灵活现的病人，增强个案的现场感，也提高个案的可读性。为此，我建议不妨读点小说，作家对人的外貌特征、心理行为特征的描述往往非常细腻，我们可以借鉴。

一僧，心悸善恐，遍服补养心神之药不应，天王补心丹服过数日，悸恐转剧，面目四肢有微微浮肿之状，乃求治于石顽。察其形肥白不坚，诊其脉濡弱而滑，此气虚痰饮，浸渍于膈上也。遂予导痰汤稍加参、桂通其阳气，数服而悸恐悉除；更以六君子加桂，水泛为丸，调补中气而安。（《清代名医医话精华·张石顽医话》）

第四，个案要有讨论。

个案的讨论通常用按语来表达。通常一是概括治疗经过；二是评价治疗方案，特别是申明处方的理由和依据，一般应该结合《伤寒论》《金匮要略》原文，或者引用后世医家经验以及文献研究结论；三是讨论分歧意见，先提出案例的焦点，如关于诊断、选方用药以及取效的原因等问题，可以从不同流派的角度，提炼出两种以上的观点、主张或意见，并加以分析和评价；最后，指出应该重视的认识上的问题，通常是治疗过程引发的思考以及对进一步研究的建议。要点明个案的理论性和启发性，如徐灵胎多有对学习经典的态度和方法等发出感叹。

第五，个案要将定性描述发挥到极致。

个案研究用的方法是定性的，是描述性的，是整体性的，研究的场景是不全可控的，是总结性的，这种方法有利于临床复杂现象的观察，有利于启发临床诊疗思维；而大样本的临床报道是统计的，是分析性的，研究场景是可控的，是验证性的，这种方法有利于便于研究疾病的发展规律以及某种手段干预效果的评价。所以，这两种研究方式我们都不能偏袒。但是，对目前的中医来说，写个案应该是基本功。我们的经方研究，也需要更多的高质量的个案。而且，作为为医的人生记录，我认为，每个中医师都要有一本自己的医案！

（写于苏州）

我所期待的中医

1. 中医现代化要给百姓以实惠

传统中医的自然演变

刘丽明（《扬子晚报》记者，以下简称刘）：中医是传统医学，传统医学处在现代社会里，它的哪些部分还活着？哪些部分已经改变了，或不存在了？

黄煌（以下简称黄）：中医是中华民族的传统医学，历史相当长，不说中国人服用天然药物的历史，就说中医学的理论体系形成的历史，那也应该有 2000 多年了，那是从春秋战国时期成书的《黄帝内经》算起的。这几千年来，中医学的历史没有中断过，而且至今依然在卫生保健事业中发挥着作用。东汉时期成书的《伤寒杂病论》依然是中医院校学生必读的书籍，其中的一些配方现在用得很好，比如小柴胡汤，我想大家都很熟悉，那就是古方。

就像中国许多文化一样，中医学是在不断变化的。有的东西慢慢被社会淘汰了，有的东西则继续保留着，还有许多新的东西不断在产生。比如原来的中医用毛笔开方，现在的中医都用硬笔，可能还要发展为电子处方。再比如过去的中医没有体温计、血压计，更不懂红细胞、白细胞，但现在的中医可以和就诊者交流许多现代医学知识。还有，中医的诊疗方式也有很大的变化，过去没有中医院，中医或是坐堂，或是在家门诊，或是出诊走方。再有，过去的中医大多数不分科，但现在你走进中医院，那架势与一般的综合性医院也没有多少差别。这都是中医在形式上的变化，至于在内容上、学术上的变化，那就更大了。这里恐怕一时说不透。

现代化的含义就是为现代人防病治病

刘：上期《生命周刊》转载了一篇文章《现在的中医现代化是假的现代化》，揭示了中医现代化的很多问题，令我们感到很惊讶。什么叫"中医现代化"？我原来想得很简单，就如您刚才说的，它是一个很自然的历史进程，因为我们都是现代人，中医也流传到现代了，它当然也就现代化了。至于研究经络、分析中药成分这些研究课题，也是出自现代人的好奇心，想用现代医学的手段"解剖"或"衡量"一下中医药，这也是很自然的，不能因为"连一个有价值的成果都没能搞出来"就否定这样的研究。问题是谁能把握"中医现代化"的纯正动机呢？好的动机一不留神就变成搞运动，而且是高压下的运动，不惜人力、物力、财力，又是"以其昏昏，使人昭昭"的搞法，这在我们的历史上也是有教训的。搞到现在，我们已经分不清何为真的现代化，何为假的现代化；何为真的继承传统，何为假的继承传统了。不知您有什么看法？

黄：《现在的中医现代化是假的现代化》一文我看了，其中所说的有不少是事实，我也有同感。中医现代化是一个口号，是在改革开放初期特殊的历史背景下提出的。有关其内涵和实现的途径等，有诸多争论，本身无法统一。在我看来，中医的内容比形式更为重要。中医是一门防病治病的技术，中医应该让现代的社会接受，为现代社会发展服务，这是中医现代化的目标。对于老百姓来说，对中医的要求不外是在当地能找到有名的中医看病，所服用的中药不仅疗效好，而且方便实惠，副作用少。但恐怕达到这样的要求很难，名中医越来越少，中医开的方子吃了数月也无动静，反倒出现副作用，而且价格昂贵，甚至比进口的西药还贵。这种中医，外表再现代，恐怕老百姓也不需要！最可恨者，现代许多媒体上出现的医疗广告，均是采用祖传秘方加上"现代科技"，不是《黄帝内经》加上"基因疗法"，就是《本草纲目》套用"生物科技"，一派胡言！所以真正的中医现代化，不是关在实验室里的现代化，不是在书本上的现代化，而是要给广大老百姓有真正的实惠！

实惠＝安全＋有效＋经济

刘：这个实惠体现在哪几个方面呢？

黄：体现在医疗卫生机构能为社会提供安全、有效、经济的中医药诊疗服务。

先说安全。这非常重要。许多人认为中药是天然药物，没有副作用，这种想法是不对的。凡药三分毒，除了那些既是药物又是食物的中药，如红枣、生姜、枸杞、苡仁、扁豆、莲子等食物中药，中药的副作用也是有的，不说巴豆、甘遂、乌头、生半夏等毒药，就是常用的中成药龙胆泻肝丸，已发现可以导致肾功能损害；还有人参，误用也有副反应，名为"滥用人参综合征"。所以，要高度关注中草药的副反应。好的中医，能够通过对症下药，采用合理的配方和最佳的服药量等，以避免不良反应而取得最佳的治疗效果。这里的技术性很强。

再说有效。中国人吃中药已经几千年了，原因就是中药能治病，中药有疗效。但要取得疗效，其中的环节很多，什么病用什么药？什么样的体质用什么药？什么时候用什么药？等等，也是非常有讲究。为什么中医看病累，中医看病的诊金要高一些？就是因为开每张方都不是容易的，都需要动脑筋，需要为患者设计最佳的个体化治疗方案。

再说经济。好的中医，用常用药，而且处方不大，用药味数不多，而且疗程短。以前的名中医治疗急性发热性疾病，常常一剂见效，老百姓常有"某一贴"的雅号。所以，中医以廉见长。而现在，中医用药常常要服用几年，而且方很大；有的处方密密麻麻，配药用麻袋装，我说那中医与兽医也没有多少区别，用的哪是人药，分明是牛药！也不配做医生，倒成卖药的了！那么多贵重药，那么多冷僻药，那么大剂量，那么长的疗程，服用中药的成本能不高吗？

所以我认为，鉴别是否名中医的标准就是以上三条，能提供如此中医诊疗服务的医生，就是好医生；能提供如此服务的中医医疗机构，就是好医院。

中医被当作绿毛龟了

刘：要得到这样的实惠恐怕真是很难。老百姓得不到实惠，对中医就变得将信将疑。另一方面，中医又被五花八门地利用着，中医界的老先生们都极度忧虑中医的前景。去年底去世的吕炳奎老先生甚至有"灭顶之灾"的说法，实际情况有这么严重吗？

黄：中国的中医问题，是相当复杂的一个社会问题。历史上，鲁迅先生反对中医，余云岫先生主张废止中医，毛泽东同志主张扶持中医，前不久新浪网上还有有关中医前途的大讨论。这说明中医已经不单单是一门技术，它在几千年的发展过程中，已经成为传统文化的一部分。每个人所讲到的中医，其概念恐怕是不一样的。有的人推崇的是中医的哲学，有的人推崇中医的技术，有的人则看上了中医的实用性和政治利用价值，有的人看上的是中医的人性化服务，有人厌恶中医中的俗文化，有人反对中医中的非科学性的成分，有人就利用中医中的神秘性谋取经济效益……所以，认识中医，不能将它与现代医学等量齐观。

正因为中医学的这种神秘性和复杂性，所以，就如你说的，中医正被五花八门地利用着。尤其是现在处在经济大潮之中，许多人就是靠中药发大财的，如各种口服的保健品，什么"液"、什么"膏"、什么"精"，绝大部分用的是中药；还有那些外用的什么"袋"、什么"贴"、什么"垫"之类的，也无不是用中药研粉往里装就是了！在电线杆上张贴广告的，或被吹嘘为神医的，大部分是开中药的。从历史的眼光来看，现在的中医，正处在一个中医的市场化时代，也就是中医必然被人利用来谋取经济利益的最大化。一个具有神秘色彩的东西放入一个诚信和科学精神水准尚不高的环境中，那将是一个什么样的后果？我那天在鱼虫市场上，看到鱼缸里一堆青苔，长长的绿毛，还在微微地动，细细一看，原来是一只长满青苔的绿毛龟。现在的中医也不就是如此吗？真东西就那一点点，但附着物倒不少。

中医诊疗应该向规范化努力

刘： 我看过一篇质疑中医模糊的诊疗标准的文章，中医的这种模糊性是固有的，还是被人阐释成这样的？它有没有可能变得标准化、规范化，让那些云里雾里的绿毛不再"眩"人耳目？

黄： 标准与模糊并存是中医的特色。应该这么说，中医在用药用方（汤药）、用针（针灸）用力（推拿）的技术上是有标准的，但中医师在处理与病人的关系上，在驾驭病人的心理上是需要艺术的，这无法规范化和标准化。至于诊疗标准上不够清晰，是客观存在的，这需要研究和进一步清晰化。但如果认为模糊就是中医的固有特征，或认为中医无法标准化规范化，那就会导致对中医研究的虚无化，这会影响中医学科的发展。还有你说的那些眩人耳目的"绿毛"，那应该逐步清除，特别是那些与落后文化相附和的成分，将随着国人科学素养的提高以及管理水准的提高而逐渐剥落。

中医标准化研究已经引起人们的重视。国家中医药管理局有关部门去年就提出了研究计划。我最希望的是尽快对中医临床诊疗技术进行必要的规范，同时，能够提出一批让老百姓能够正确选择中医医疗服务的标准或参照指标，尤其是不能让那些骗子盗用中医的名来招摇过市。

2.中西医要互补，中医药要规范

我赞成中西医结合

刘：在采访您之前，我做了一个小小的调查，发现很多人把中医的作用放在这样的位置上：一是病刚刚起，有点小不舒服，希望用中医的方法调理调理；一是西医治不了了，把人都治垮了，转而求助中医。也就是说，是两头大，中间小。病来得急、来得重，大家都去找西医，中医的作用主要在治未病和末病上。您认为人们这样的选择有没有道理？

黄：这个选择是有道理的。在当今整个大卫生的事业中，中医的角色已经发生了变化，由过去的大一统，到现在居于一隅；从过去的什么都治，到现在的分科而治，这都是医学竞争的结果。你说120救护车呼啸而至，患者生命危在旦夕，哪能等到你去文火煎药？伤员大量失血，血压几近零，不输血输液，光用中药人参汤，又有何用？但中医治疗慢性病上有优势，尤其是那些诊断明确、现代医学尚无特效疗法的疾病，或者有治疗方法而毒副反应相当大的疾病，还有就是那些病人有症状，但各种检查无器质性病变的疾病，中医中药有其独特的诊疗思想，中医让人舒服，让人提高生活质量，让人吃得香、睡得好、大便通畅，虽然疾病没有治愈，但病人感觉舒服了，不也是好的吗？而且有些疾病，中医也有比较有效的疗法。因为，现代医学也没有发展到极限，还有许多疾病需要研究，中医学积累的丰富经验，可以作为现代医学的补充。所以，中国的老百姓有时选择中医，许多国家也让中医开业，就是说明现代社会有这个需求。当然，话也要说回来，中医也不是不能治疗急性病，在危急重症的救治过程中，配合中医也有很好的效果。我是中医，但我赞成中西医结合，尤其是赞成老百姓在选择医疗手段上要中西医结合，但这个结合，并不是两者相加，而是互相配合，互相补充。包括治未病，即早期治疗和预防，中医很强调，现代医学也很强调，也需要中西医的结合和互补。当然，如何结合，需要有专家的参与，拿出一个可供群众选择参考的规范。

老百姓需要就诊指南

刘： 这个就诊规范是不是指这一类的：比如癌症要化疗了，查一查白细胞，白细胞低于多少，就请你先去吃中药补一补之类的？据说有些中医主张与西医各行其道，不搞结合。比如有些中医认为，你已经经过西医的化疗了，我就不能治了，因为化疗已经把体内的一个自然环境给破坏了。这种说法有没有道理？

黄： 你说的那规范化的例子不错，是那意思。群众就诊，需要有指南性的东西，即那种比较明确的、操作性强的东西。但话好说，要真拿出可供群众选择参考的就诊规范，那就难了。需要研究，需要时间。到底哪些疾病服用中药好？哪些疾病服用化学药物好？哪些疾病适用药物疗法？哪些疾病适用推拿、针灸等传统物理疗法？哪些疾病适用现代康复理疗？哪些疾病的哪个阶段找中医？哪些疾病的哪个阶段找西医？或中西医两法并用？等等，要弄清楚确实是件不容易的事情。说实话，医学上有很多领域尚是不规范的，尤其是传统医学的诊疗规范更不健全。有许多是听凭于医生的判断，于是由于经验学识以及学术观点的不同，每个医生的意见就不完全一致。有的医生，善于分析中西两法的优劣，根据患者病情，推荐适当的治疗方案；但有些医生，就由于自己经验学识的局限，常常会过分强调自己熟悉的疗法。就像你所说的，碰到肿瘤患者，有些中医反对化疗，说经过化疗后的肿瘤治不好，等等。我们不排除个别患者有这种情况，但很难说这是普遍现象。化疗是治疗肿瘤的疗法之一，本身还在发展，其疗效如何也与医生的技术经验有关。有些话不能说绝了。根据我的经验，中医在控制肿瘤发展方面，其疗效总体上是不如化疗的。但是，对症的中药配方能减轻化疗放疗的副反应，促进体力恢复，提高患者生活质量，这点效果还是肯定的。所以，中西医两法治病是比较好的，问题是如何合理地配合？科学地配合？这需要研究。

中医药中需要规范的内容很多，比如大家熟悉的中药饮片，就需要好好规范，品种、命名、产地、采集时间、运输、加工炮制、储存、配伍、用量、调配、煎法、服法等等，这一连串环节都关系疗效的好坏。现在这方面比较乱，假冒伪劣的中药饮片经常不断，有时我们医生在用量上反复斟酌在数克之间，但实际配的药物却是两码事，那效果哪能出来呢？

刘：有时中西医的观点是截然相反的。比如我一个朋友的父亲，

82 岁了，患有低度恶性的淋巴瘤，西医主张不要增加营养，否则会助长瘤的生长；中医主张增加营养，否则人的身体会更差，病人觉得两边都有道理，现在就无所适从。遇到这种情况，该怎么办呢？

黄： 我看这两种观点都有道理。但什么时候不要增加营养，什么时候要增加营养，恐怕应当有个指标。按我的看法，患者红光满面，胸闷腹胀，便秘口臭，舌红苔黄，当然不要补充营养；但如果那病人已经骨瘦如柴，气息奄奄，还不给他补充营养，那不就是促其死亡吗？命都没了，那治病还有啥价值？中医"先留人后治病"的说法，就是指这种情况而言。当然，何时要补，何时不补，不是简单的一句话，需要专业知识，所以，谨遵医嘱有时很重要。

疾病诊断与方证诊断不矛盾

刘： 我听人说，您看病注重望诊，病人往门口一站，您一眼望去，脑子里就会跳出古代的方名。那天我在您的诊室里，发现您对病人带来的各种西医检查单都一一仔细看过，有一位病人未检查过，您还让他去检查一下。我想知道的是，用传统的诊断方法得出的结论会不会与西医检查的结果不一致？如果不一致，您根据什么开药？

黄： 医学发展到今天，作为医生，已经不可能不懂现代医学了。现代医学的诊断，对于西医很重要，对于现代中医同样很重要。因为不论中医、西医，我们面对的都是现代病人。诊断明确以后，可以使病人了解疾病预后和防治措施，可以使医生了解疾病预后和治疗原则。所以，我看病，强调诊断明确，而且是现代医学的诊断明确。

那么，中医诊断是什么呢？是方证诊断，即这个病人应该用什么方药。中医经过几千年的临床实践，已经积累了丰富的临床经验，知道病人在出现某种症状和体征时，用什么药或方可以有效。中医历史上的许多古方，就有着相当明确的应用指征，这些应用指征，倒不是对某个病的，而是对某种模样的病人，有某种体征的病人。所以，好的中医重视望诊。中医的诊断方法就是望、闻、问、切，望为四诊之首。我也在摸索望诊经验，但并不是人家说的那么神。我望诊的同时，还要结合问诊和切诊，现代医学的诊断也要参考。但大家要知道，中医的诊断，主要为了用药，无法和病人解说明白。中医是知其然而不知其所以然，是凭经验，凭几千年中医用药的经验。

说得再专业一些，现代医学的诊断更重视疾病的病名，而中医的方证识别更重视患者的整体状态；前者治病重视驱除病因，后者则重视患者自我的感受。如果说，西医是治疗"人的病"，那中医就是治"病的人"。这就是我对中西医之间差异的最通俗，也是最粗略的解释。

现代医学的诊断与中医的方证识别其实是两种不同体系的诊断方式，有时两者会重叠，有时则离散。现代医学的诊断是给病人的，而方证识别是为我开方用的，两者不一致也无妨。说得太专业了，不说下去了。

不要神化脉诊

刘：很多人特别强调中医要会搭脉，您认为呢？

黄：我正想说说脉诊的问题。诊脉是中医的特色，但不能神化脉诊。以前说牵线搭脉，那是文学家的夸张；现在也有说某中医能在脉上搭出是否生癌，而且是哪个脏器生癌，我看那也有点玄乎。

至于有人找中医看病，往往只伸出手来让中医说病，认为病家不开口，搭脉便知体内有毛病的医生才是高手，这实在是对中医的苛求。其实，脉学的诊断价值并不是有些人想象的那么神，有些中医能说出个一二来，那恐怕也未必凭脉，还有望诊呢！

3. 名中医为何越来越少

师带徒好，还是学校教育好

刘：中医是植根于农业社会、植根于自然经济的医学，它最大的优势应该是自然。其医疗对象基本上是方圆多少里以内的乡亲，它的传授方法是师傅带徒弟，它诊断疾病靠的是人与人的亲身接触，用药用的是天然药物，医生的成名途径也是靠病人的口口相传，而交通和信息的限制，也使病人没有很多的就医途径可以选择，这也有利于医生调整医治方案，积累经验。而如今，当这些自然因素一一丧失的时候，中医的完整性、权威性是不是会受到损害？好比京剧，尽管我们的体制非常爱护它，用现代化的学校教育代替了师徒传授，用导演中心制、一整套的现代管理代替了演员中心制，演员也都有一级、二级的职称，但所有这些体制的保护，是否增加了它的活力了呢？它最大的活力——名演员的吸引力如今又在哪里呢？中医有没有类似的问题？

黄：你所提问题的核心我理解为中医教育问题。京剧讲名角，中医讲名医。京剧名角与名中医的培养都是不容易的。现在中国的老百姓并不是不相信中医，他们对中医中药依然是情有独钟，但是他们需要的是优质的中医医疗服务，社会在呼唤名中医！但是，现在有真本领的名中医的数量是供不应求，大家急啊！为何现在名中医越来越少？说实话，要问答这个问题，还真不容易，涉及面太广了。过去西医少，大部分都是中医，中医人多，所以感觉上名中医就多；而现在中医的数量已经相当少了，每个市县也就只有一所中医院，况且这些中医院里也有很多是西医科室。所以，让社会上感觉中医少了，名中医更少了。当然，也不排除教育上的问题。

中医的培养有传统师带徒式与现代学校教育模式两种。过去没有学校，学中医，就是拜师，找个当地知名的、有真才实学的老中医，举行个仪式，磕个头，交一些费用，就可以跟师学医了。中医带徒的方式各有不同，但不外是读《药性赋》《汤头歌诀》《黄帝内经》《伤寒论》《金匮要略》《温病条辨》等书；然后就是跟随老中医看病，将先生开的病历（中医称医案）处方抄录下来，往往是白天抄方，晚上就整理医案。这种学徒生活一般为期2～3年，满师以后，就可以自己悬壶开业了。这种传统的师徒相授式的教育方式在"五四运动"以后就开始渐渐退出了，代之以中医学校的近代教育模式。新中国成立前上海的上海中医专门学校就是比较有名的。新中国成立后，党和政府十分关注中医的教育，20世纪50年代中期，全国就有北京、上海、广州、南京、成都等中医学院建立，开创了现代中医高等教育的新时代。应该说，这两种教育模式，各有利弊。在培养数量上，学校独具优势，前者不可比；在培养质量上，两者不分上下。为什么呢？师徒相授式要培养高徒，关键在老师，看老师的临床技术是否过硬，名师才能出高徒；而学校教育要出人才，则在教学的管理，尤其是教材和教学手段，以及对教师的遴选与培养，所以，要看整个学校的环境。一般而言，师徒相授因长期在临床培养，所以临床技术和与病人交流的能力比较强，而学校培养则理论基础比较扎实，科研能力强，潜力大。

刘：也就是说，在学校教育里，可以多渠道地吸收知识，可看病的技能呢？有人说这样培养出来的博士没几个能看病的，所以有一种呼声是要恢复师徒制。中医传承的总体水平是不是在下降？恢复师徒制能够带来转机吗？

黄：现在中医高等院校培养的中医博士，除了其中一部分有名中医指点，同时不脱离临床以外，不少是做实验，虽有中医的牌子，其实内容已经异化。因为按中国老百姓的标准，中医必须是能看病的。所以，如果希望实验室里培养出名中医来，那是行不通的。那么，在现阶段传统的师徒制能否给名中医的培养带来转机？我认为其中的优点应当吸取，现在的中医研究生教育实际上就是现代的师带徒。但应当强调，名中医的培养不仅仅是靠某种方式，更需要培养名中医的土壤。具体而言，需要科学精神的弘扬，需要与时俱进的知识结构，需要互相竞争的环境，需要有宽松的学术氛围，也需要对当前中医名实相离的制约。说到这里，话就要多了。

名中医是个杂家

刘：《生命周刊》收到一封读者来信，他是个年轻的中医，牢骚也很大，他说年轻的西医可以熟练地为病人看病，可一个年轻的中医坐在那里，会有几个人找他看病呢？人人都相信老中医、名中医，年轻人没有积累，老了又有何用呢？您怎么看这个问题？

黄：名中医是中医学的一种特殊现象。现代医学也有名医，但不像中医那么强调，这是什么原因呢？这里我要剖析一下中医的本来面目。严格地说，传统的中医与现代的医生是有区别的。传统中医是一个综合性的职业，是杂家。好的中医，尤其是名中医，必须扮演以下几种角色：一是医师。即了解各种疾病的特征和预后，并了解各种诊疗手法。二是药师。他懂得各种药物的性能、功效与使用方法，能指导病家正确有效地使用各种药物。以前还要自备药材，现在则不必了。三是护理师。即指导病家进行医学护理。四是食疗师。病人的饮食宜忌要进行指导。五是中国式的"牧师"。就是心理疏导，这要求医生要有丰富的社会阅历和经验，同时有相当好的口才。有的名中医在当地就是绅士名流，有相当的社会活动能力和民事协调能力。六是民俗师。传统医学中有许多民俗的东西，如饮食习惯、起居习惯等，这些东西直接影响到患者的心理，对治疗效果也有影响。所以，名中医大多是比较熟悉民俗，并能利用民俗文化治病。由于以上的特征，所以，对名中医来说，个人的魅力对病人的影响很大，许多患者不仅是对名中医有索方求药的需求，还有一种心理上的信仰和依赖。那么，要造就这种名中医，显然是不容易的，人才素质、社会经验、时间磨炼都是极其重要的。中医成名难，难度不在医学本身，而在于做人！有人说功夫在诗外。我说，中医的成名，功夫在医书外。这与名演员的培养应该也有相同之处。

那位读者反映的问题，确实存在。古往今来，没有那一个名中医不经过艰苦的、寂寞的奋斗过程；要有甘坐板凳十年冷的毅力；要甘于寂寞，要善于沉潜。人们说，中医是朝天辣椒，越来越红，就是说中医的潜力是比较大的。但这种潜力只存在于善于实践、珍惜临床机会的年轻中医。要珍惜每一个病人给你送来的实践机会。说实话，我的中医，老师及书本教我一半，病人教我一半。我非常感谢每一位病人！

如何择医

刘：现代化带给我们的烦恼是：选择太多，无所适从。病人选择医生往往要吃很多亏，还不知能否遇到好医生，这个成本是相当大的。有人说，哪位医生的病人多，就说明他看得好。可有些民间的巫医也能让人趋之若鹜，这里面有什么经验可以帮助我们判断？

黄：择医的问题，事关老百姓的健康，这是个大课题。古代选择医生的标准，是看他的脉案写得好不好？书法写得美不美？医理是否通达？仪表是否端庄？为人是否仁慈？是通过基本素质来判断的。现代选择医生的标准，我还没有考虑成熟，但我想，基本的内容与古代也没有多少差别，还是应该看基本素质。除了有关部门颁发的资格证书以外，还要看这位医生是否能有实事求是的科学态度，是否有治病救人的仁慈之心。根据我的经验，看一个医生，如果闻到医疗行为中的一股浓浓的商业味，那就有一点问题了，至少，这位专家的医生味已经不浓了。尤其看到那些做大幅广告，宣称能迅速治愈那些癌症、肝炎、牛皮癣、脑瘫、骨质疏松、精神病等难治疾病的那些"神医"们，更应谨慎，不要轻易前去。还有在大医院门口那些神秘兮兮向你推荐某某专家的人，也要心存疑虑，不要上当！所以，择医的问题，需要患者和家属具有相当的科学素养和社会经验。今后，政府有关部门应当在帮助老百姓科学择医方面有所作为。

刘：现在有些中医开方，用的是西医的对抗疗法的思维，病人有什么症状，他就给你开什么药，越开越多。我听说中医是辨证施治的。什么叫辨证施治？是不是一张方子里有君药、臣药，就是辨证施治？

黄：辨证论治，是中医治病的特色。所谓辨证施治，就是大家所说的对症下药。对症，不是头痛医头，脚痛医脚，而是抓疾病的主要矛盾加以最佳的治疗方案。在这方面，中医具有几千年丰富的实践经验，只要遵循这些宝贵的用药经验，往往就能取得非常好的疗效。

君、臣、佐、使，是解释中医配方结构的术语，许多配方有这种结构，但也不拘泥于此。比如，独参汤，只有一味人参，就不必讲君臣。所以，不是方子越大，就越辨证论治；用的药越多，就越有水平。相反，在取得疗效的前提下，药用得越少，越便宜，这个中医的水平才越高。

4. 经典古方为何难普及

几千年的实践经验不能丢

刘：在您的著作里，我们看到很多名中医都对"经方"很推崇，但是经方又很难普及。是不是使用经方，才是稳准狠地治病？好像写文章，话不要多，一语中的，而那些花花草草、啰嗦了一大堆的，你都不知道他是在讲什么。如果我这个比喻成立的话，我就知道经方不能普及的原因了。能把文章写得很"杀"的人有几个人？如果是这样的话，我们对于中医的期望值是不是也不能太高？

黄：经方，是经典方、经验方、经常用的方的简称。但主要是经典方，即源于《伤寒论》《金匮要略》这两本称之为方书之祖的配方。这些配方，药物不多，但临床疗效很好，许多处方至今仍然是临床的常用方，比如小柴胡汤、葛根汤、半夏泻心汤、白虎汤等。日本的医生就经常使用这些配方。而现在我国的中医使用经方的不多，就是使用也多在这些配方的基础上，加上很多药物，形成一张大处方。你可能去中医那里开过处方，哪个不是要十多味药物，洋洋洒洒，一配一大包，一煮一大锅。所以，很多人对中医的感觉不好，不想喝水药。其实，按经典配方用药，药不多，煎煮出来，药汤的味道也还不错！有时虽用黄连，病人还不觉得太苦，因为适用黄连的病人大多口苦、口腻，此时服用苦药反觉得口中清爽。中医的这些经典配方是我们中华民族的先人在长期的临床实践中总结出来的，古往今来，已经不知多少人尝过多少回！还有，用经方比较便宜，没几味药，而且多是常用药，能值几个钱？按理说，用经方是最好的了，那为什么现在很少人用了呢？要说原因有三：其一是不会用。中医高校中缺乏讲述经典方的好老师，学生得不到指导，没有传授。二是不敢用。因为经方用的是真正的药物，凡药三分毒，用不好是有副作用的。不敢用，还是不会用的缘故。三是不想用。经方用药品种少，而且都是常用药、便宜药，经济效益与开西药开中成药相差甚远，所以不想用。这倒是现实问题！但是我想，能减轻病人经济负担，医院少拿些也是应当的，医院毕竟不是医店！

现在的中医水平从总体上来说，确实不高，许多病人本来是抱着美好的愿望去吃中药的，但结果是深深的失望与无奈。这是令人痛心的。这也是当今中医界要奋发直追的原因。中医不能失去关心它、热爱它的老百姓！

古方最接近现代化

刘： 经方里既然包含了更多的"常数"，它岂不是更容易规范化、标准化，也就是说，经方虽古，它却是最接近现代化的？

黄： 是的，我持这个观点。在中医临床诊疗规范化中，经方是古代中医留下的规范化的配方，这种规范化的思想与现代是相通的。但是，现在许多中医，不认识这一点，认为要自己创新方，愿望是好的，但不尊重前人长期临床实践积累起来的经验，不善于利用那些现成的经典配方，必然导致疗效的下降。因为，历史长期的实践是检验中医配方优劣的标准，你的配方，能用多少人？用多少年？毕竟是有限的。所以，我希望政府采取措施推进中医规范化的进程，中医高等教育要重视经方的教育与研究，制药集团要重视经方的开发和利用，中医界要利用经方恢复生机和活力，再现当年的辉煌！我对中医的前途是抱有希望的。

5. 中医理论有用吗

刘：我看过一些民国初年主张医学革命的文章，比如余云岫的文章，他主张只保留中医的实践经验，比如《中藏经》里对血证的观察，《外台秘要》里对结核病的观察，以及中药的运用等，而对那些玄学理论则应该扫除，用他的话说是："阴阳五行、六气、十二经，绝对无新发展之希望。"您认为呢？中医的理论与它的实践经验之间，到底是什么关系？

黄：阴阳五行、六气、十二经等是中医学理论的重要组成部分，但确实有点玄，其中古代哲学的成分相当多。许多病人到老中医那里看病，常常屏气凝神，依然听不懂老中医说的那一套话。比如说"肝阳上亢"这个术语，许多人就听不懂，还闹笑话。我刚学医时，也遇到过这样的病人，他头昏，问我是啥原因，我说是"肝阳上亢"，他马上反驳，说"我肝不痒"；有人还将"上亢"理解为"上炕"就更滑稽了。这就是中医理论在现代社会中的尴尬。但作为一种说理的工具，作为一种思想方法，这些理论在传承和发展中医学术上是起着重要作用的。但是，这些理论与中医的临床实践，尤其是用药实践之间的关系不是十分紧密的。中医说"熟读王叔和，不如临证多"，王叔和，是一位医学著作家。就是说中医的理论与临床有分离。

说起中医理论与临床经验的关系，可以用语言与语法的关系来比喻。中医处方用药的实践好比语言，而中医的许多理论好比语法。要问是先有语言还是先有语法呢？当然是先有语言，所以，中医是先有方药的实践，后来才有解释方药应用经验的理论。要问不懂语法是否可以说话呢？那当然是可以的。所以，有许多中医不懂理论，但照样会开方治病；而现在好多中医大学生，能用教科书的理论解释处方用药的道理，就是自己不会开方，这就是"哑巴英语"。还有就是按照理论去配方，往往配出来方没有疗效，这好比按教科书语法拼成的单词组合———"中国式英语"，外国人根本听不懂！

所以，历史上要成为一个好的中医，必须多临床，有丰富的临床经验，同时，也要多读书，熟悉儒学，了解古代的医学理论。熟悉了那套理论，一是可以解释许多临床上的问题，也可以概括提炼自己的临床经验；更重要的一点，那就是掌握了与当时老百姓进行交流的高层次语言。比如清代的医生，如能在处方上写上一大篇阴阳五行、生克制化的大道理，那就是表明有相当的医学基础，离名医的目标也不远了！但现在这一套不行了，因为现代的患者都是学现代科学的，你说的中医学的语言，人家听不懂！没法交流！所以，中医理论要改革，要用现代人听得懂能接受的名词术语。

关于余云岫先生，是一位有争议的历史人物。应该说，他是有真知的学者，但他参与了 20 世纪 20 年代具有政治色彩的中医存废问题的论战，这就导致了他悲剧性人物的结局。

刘： 那么中医用药是不是要根据四气五味、升降浮沉或归经这些理论来指导？

黄： 四气是寒、热、温、凉，五味是甘、苦、酸、辛、咸，升降浮沉是药物作用的趋向性的描述，归经是指药物作用的部位，这个部位是经络。这些被称为中医的药性理论。但要说明，中医有很多流派，其中有的流派是用这些理论来指导的，比如代表人物是金元时代的名医张元素及李东垣；而被称为医圣的张仲景是不用这些理论的，许多名中医的处方用药也未必是以此为"指导"的。说实话，这些理论是在长期用药经验上提出的一种粗略的概括和解释，仅仅是提示一种配方的原则和方法，而且也是一家一派之说，与现代的药理学是完全不同的两码事，不能神化和夸大这种古代学说的作用。

要说医生用药根据什么？西医根据实验观察，中医根据临床观察；西医有数据，中医有经验；西医是通过大样本的流行病学调查以及反复的动物实验的数据，而中医是通过几千年人体的亲身尝试得出的经验。动物试验有动物试验的严谨，临床经验也有临床经验的可贵。有时经验的重要性，是不容小视的。要不1800多年前的《伤寒论》《金匮要略》书，怎么现在还是中医院校的教材？几千年前的古方，现在还在生产和销售？比如大家服用的小柴胡冲剂、三黄片和一清胶囊、桂枝茯苓胶囊等，都是东汉时候就用得很多了！

刘： 我看到一份材料上说，中医理论的科学性，只有到了 20 世纪后半期系统论、信息论、控制论出现以后，才被人们有所认识，认识到中医是未来医学的发展方向。您认为中医的科学性能否在这些理论里得到解释？

黄： 你指 20 世纪 80 年代初期，那段历史我有感受。"三论"确实给那时的中医界打了强心针，使中医的热血开始沸腾，腰也挺起来了，当时还兴起了中医的多学科研究的热潮。但不久心又凉了，为什么呢？因为讲那些系统、黑箱、耗散结构等，不能解决临床疗效问题。要说看病，还是要读《伤寒论》，所以好多临床医生对"三论"不感兴趣！理论上解释的中医科学性不如在实践上证明的疗效！在中国的老百姓看来，只有能看好病的中医，才是科学的中医。道理很简单，很朴素，但一针见血，入木三分！现在来看，当时不少人对中医现代化感兴趣，倒并不是对中医临床感兴趣，而是对中医学中包含的中国哲学感兴趣。其实，那阴阳五行，是中国哲学的内容，也不是中医所独有的，古天文、历法，包括风水、占卜不也是讲阴阳五行么？！

6. 从医生的角度看病人

刘：有些病人喜欢自己作主，五花八门地试验各种方法去治病；有些病人则什么都听医生的。从医生的角度来看，你们喜欢哪种病人？尤其中医，诊治的效果本身就比较综合，来得慢，不明显，再碰上前一种人，岂不是很难有章法？

黄：您说的那两种病人我都不喜欢。作为医生，我最希望患者能科学地认识自己的疾病，正确地配合医生。一般我对那些能妥善保存自己的病历和体检资料，能认真服药等病人，我认为就是好病人。有些病人还能将病历资料整理得整整齐齐，有关数据表格一目了然；有的还将检查数据制成曲线图；还有一些病人不乱投医、乱服药，对病友的传言不轻信，对医生的医嘱也不盲从，并且细心地在自己的生活医疗实践中去体会，为医生的进一步调整方案积累经验；有的还会摸索一套适合自己的煎药方法和服药方法。对这样的病人我很敬佩。

现在的病人中确有一些人喜欢自己按照医书去找药，或听信广告传言，或者轻信那些偏方秘方，来医院则要求医生开这药、开那药，对这种病人，需要医生耐心解释和开导。有病还应首先去正规的医院进行正规的治疗。我的行医生涯中，已经遇到过许多服偏方中毒的患者。如吃鱼胆导致肝肾功能衰竭的，有服用性病秘方导致黄疸持续不退的，有服用含有有毒中草药的药酒导致心律失常的。我想，开展用药安全的宣传是每个医生的义务和责任。

至于您说的中医效果来得慢、不明显的说法，我不敢苟同。其实，中医只要对症下药，效果是很明显的。以前的名中医，哪一个不是在治疗传染病、重证急病中出名的？症状越明显，疗效也越明显，而现在中医都在看慢性病，要马上见效就很困难了。

刘：很多看中医的病人最大的苦闷就是不知道吃中药什么时候才到头。有一位 40 岁就绝经的女士吃了一年的中药，月经仍没有恢复，她实在是吃烦了，宁愿放弃治疗了。有的是吃的时候有，一旦停药就没有，也没有信心一直坚持。但是她们也不知道放弃对不对。医生怎么看待这样的病人？

黄：你讲的是中医的疗程问题。这又涉及我说的中医规范化的话题了。哪些疾病用中药有效？需要服用多少疗程有效？需要中医界拿出规范来。但十分可惜，现在这种规范不多，许多中医也说不清楚。不过，按照传统的规矩，病人是有症状才就医吃药，症状消失了就是有效。所以，鉴别中药有无疗效的标准之一，就是看症状是否减轻或消失，至少服药下肚后能感到舒适，；如果闻到药味就恶心，服药以后或心悸胸闷，或冷汗直冒，或全身酸软，或面浮足肿，或食欲全无，特别是长期服用汤药的患者，不仅面如菜色，体重下降，而且精神更加萎靡，则说明此药必须放弃了，应当及时与主治医师取得联系。在服中药过程中，朝三暮四、自作主张、杂药乱投的做法，或不注意服药以后的反应，完全依赖医生判断的做法，或把中药当作保健品长期服用的做法，都会可能带来药源性疾病的发生。

刘：还有关于汤药的问题。大家都知道亲自熬药的效果要比煎药机加工出来的效果好，但是上班族的确是不方便，尤其碰上需要长期吃的。他们想知道那个效果的差别是不是很大？煎药机发明以后有没有人做过比较？

黄：汤药是中医的传统剂型，也是个体化用药的最佳剂型，是不能不用的。但是，确实煎煮比较麻烦。近几年南京出现了煎药机，将汤药在高压锅中煎煮后真空包装，便于携带，便于服用，确实有其优点。我也经常推荐患者使用，尤其是慢性调理性疾病，比较适用。但如果是治疗急病、重病、大病，为保证质量，还是建议病家自己煎。好比咖啡，就要现磨、现煮、现喝，才有哪个味道么！也好比亲朋好友大聚会，端出的是鸡精冲的鸡汤，那是啥感觉？那老鸡汤，就得砂锅文火炖三更！你说的煎药机煎煮药液的药效实验，不知道发明者做过没有，我没看过有关的报道。

刘：如果我们碰上头晕目眩或者食欲减退这些不算大的毛病，自己到药店里去买一些中成药吃，就按照说明上面的主治，只要对应自己的一个症状，是否可以？

黄：你是问我如何正确地服用中成药这个问题。中成药的服用，专业性很强，但许多中成药的说明书写的真是太不像样了。一是名词术语晦涩暧昧，难懂，比如痰迷心窍，比如胸胁苦满，到底是啥病？对外国人根本没法翻译，国人也说不清楚；二是主治的范围根本没说清楚，要么寥寥数语，要么一连串的症状，到底是何病？没有。举个例子，桂附地黄丸，温补肾阳，这个术语，老百姓明白吗？再有，用于腰膝酸软、肢冷尿频，就这八个字，能把这张著名的古方的临床主治范围概括进去吗？那是给老百姓看的吗？三是只有治疗范围，没有不良反应。到底有无副作用，哪些人不能吃，根本不说；四是剂量服法含糊，成人服多少，儿童服多少，也没有说法。我说这么多的问题的意图，是说大家不能将说明书当成用药指南，服用中成药里的学问还有不少，有机会，我再和大家来谈谈常用中成药。当然，我更希望政府有关部门要抓一抓中成药的说明书。小小一张纸，牵连着千千万万的老百姓的健康，不能小视啊！

（以上访谈的内容，分别刊载于 2004 年 5 月的《扬子晚报·生命周刊》）

我对经方的思考

按：昨天大同先生问我15个关于经方的问题，促使我将自己的思路梳理了一下。今天下午一气写了出来，现贴出供大同先生参考，欢迎指正。"经方沙龙"提倡围绕经方开展讨论，各自交流学习研究应用经方的心得体会和研究成果，目的是将经方研究引向深入。感谢各位高手的支持。

1. 经方研究最理想的模式是怎样的？需要哪些方面的学者协作？

答：经方研究的领域相当宽，包括经方的应用研究、经方的药理药效研究、经方的剂型工艺研究、经方的教育及药事管理研究，还包括经方文献及史学研究。本人主要倾心于经方的应用研究，即如何安全有效地应用经方来治疗现代疾病及改善体质，换句话说，就是研究经方对哪些疾病有效？对哪种体质状态有效？其副反应如何？但上述的课题，涉及面就非常大。我目前仅仅是做一些非常初步的研究工作，如整理古代的经方应用文献资料，收集一些专家应用经方的经验，并通过临床对部分经方的有效性及安全性做比较粗略的观察。还有，结合本人的职业，做一些经方的普及和推广工作。就目前本人经方研究的现状来说，我的研究模式，可能还是传统的模式，着眼临床疗效，注重经验的整理。何为最理想的模式？说实话，我还没有十分清晰的概念。我想，只要以求实求真的态度去研究，可能会慢慢清晰起来的。就像我国改革开放早期，本来也没有什么发展模式的，后来苏南人富起来了，才有人总结出苏南模式；

温州的个体经济发展了，又有了温州模式等。不过，我目前最希望由以下的学者开展协作，即循证医学研究人员、专科临床研究人员以及中医文献研究人员。

2. 经方研究的突破口最有可能在哪里？

答：我国的经方研究目前还处在比较散在的、低水平的状态，如果日后引起众多学者的重视，特别是临床医生的重视，那大家研究的题目最有可能集中在经方的临床应用研究，特别是对其有效性及安全性的评价以及制剂的开发利用。而在这方面，突破口应该是经方有效性及安全性的评价体系。因为只有一个行业公认的评价体系，各大军团才能进行有效地合作，才能取得最大限度的共识。而这个评价体系的建立，目前必须借鉴20世纪末开始流行的循证医学，但不能是完全照搬，要结合中医的特点。如何科学地利用几千年留下的大量文献资料？如何发挥其在寻找经方应用"证据"中的作用？也是我们在苦苦思考的问题。

3. 经方研究可能获得的最大成果是什么？可能有多大？

答：经方是临床治病之方，经方研究的结果还是为了提高临床疗效，为人类预防和治疗各类疾病提供更安全有效的天然药物疗法。具体来说，其可能获得的最大成果应该是常用经典配方的临床应用标准，这个标准主要包括其组成药物的品种质量规范、药量范围、剂型及制作工艺、服用法、服用量及时间、服用注意事项、适应病种及体质状态、禁忌证及不良反应、疗效评价标准等。有了这个标准，临床医生才能正确地应用好经方，法律才能保护中医医生，国家有关部门也才能据此指导老百姓正确择医。间接上可能促进中医的规范化。作为一门学科，规范化是它的客观要求！目前，本人编写了几本小册子，那仅仅是个人的应用体会和古代应用经验的不完全性综述，只能做宣传经方之用。但如果今后有政府指导下的大兵团作战，那就有可能形成经方应用的准标准化文件乃至国家标准。

4. 经方研究的最大误区在哪里？造成这种误区的原因是什么？

答：讲经方古已有之。徐灵胎先生就是经方的大力提倡者。尤其是近代以来，经方一度成为热点，如曹颖甫先生、包识生先生、陆渊雷先生等一大批医家均强调经方。现代也是，胡希恕先生、岳美中先生、叶橘泉先生、赵锡武先生、范中林先生、吴佩衡先生、姜春华先生等也是让我们折服的经方家。现在杂志上，经方应用的文章很多；书店里，经方为题的书籍也不少，应该说，不少是有参考价值的。但从研究思路来说，也存在一些问题。主要是过分强调病机方义的阐述，而经方应用关键的方证归纳不到位、用量服法不清楚、加减过多过滥等。还有讲经方过分强调原文，拘泥于古代注家的认识，而忽略现代临床应用。这种现象的最大误区在于，误认为研究就是弄清是"为什么"，所以经方研究，就应该如现代药理研究，要弄清其机理。其实，经方研究首先要弄清"是什么"的问题，即弄清经方的主治范围及安全范围是什么。至于"为什么"的问题，必须在弄清"是什么"这些事实的基础上才能弄明白。但是，很可惜，中医界长期以来，就是不肯将"是什么"的技术性东西公开透明，而大讲"为什么"，结果让初学者弄不懂中医及经方究竟是什么。当然，研究经方也不能仅仅停留在弄清"是什么"的地步，最终还是要弄清"为什么"。不过，现在强调弄清"是什么"，是出于经方研究战略上的考虑。

5. 对经方研究取得重大成果教授是否有信心？如果有，那么能否预测一下今后 5 ~ 10 年甚至 20 年的经方研究将是怎样的一种局面？

答：由于本人的经方研究尚处在个人兴趣爱好探索的层次，所以本人研究经方，其志不在是否可以取得重大成果，而在于对患者有日渐提高的实在疗效。所以，要靠本人的力量，要取得上面所提到的重大成果，确实信心缺失。但我多年来坚持利用讲坛在宣传经方，普及经方。所以，不能说培养多少经方家，但能够说播下了不少经方种子，或者说，至少通过我的工作，使年轻的中医大学生们看到了中医中具有科学精神的部分，让他们恢复了对中医学未来的憧憬。我想，如果国家重视经方研究，能整合全国的力量开展扎实的科研工作，经方研究 20 年内会有重大进展，常用经方的国家应用标准可以出台，一批具有我国自主知识产权的经方制剂能够占有国际市场较大的份额，中国的老百姓能安全地服用经方防病治病。

6. 教授是否有比较欣赏的当代中医药学者？如果有，能否点一下姓名？

答：胡希恕先生、岳美中先生。

7. 您认为您的哪几位学生可能在今后超过你？

答："一枝独秀不是春"，普及经方应该着眼于"面"，而不是"点"。作为一名中医药大学的教师，我希望我的学生都能超过我，这也是天下园丁们的共同心愿。其实，有的学生在某些方面，已经走到我前面去了。

8. 从方法学的角度而言，教授研究经方的方法和西医的研究方法有无区别？如果有，最根本的区别在哪里？

答： 从方法学的角度而言，医学科学是不分中西的。方法本身就是中性的东西，但行医的艺术是可以有中西之别的。经方也是这样，在其研究方法上，没有中西之分。不过，本人研究经方的着眼点，可能更重视整体，重视"人"的感受，所以，我提出了"某某体质"的概念。还有，我比较着眼单味药物的应用指征，而且是从经方的经典应用指征中来破译，所以，我提出了"药证"的概念。我一直主张，"不求其全，但求其真"，即不想创造一种能够解释所有临床现象的学说，而愿意提供一些实实在在的临床经验和事实。

9. 为什么只有中国能够产生经方？

答： 这个问题很有趣，也很大。要回答这个问题，就必须回答，为什么中国能够产生那么美味的中华料理？医食同源，中医也是中华民族的生活经验和生活方式。一方水土养一方人，中国的黄土地、中国的长江黄河，孕育了中华民族，孕育了中国传统文化，也孕育了无与伦比的天然药物配方——经方。说细一点，中国人重视农业，民以食为天，就像中国菜的菜谱一样，经方是通过尝百草，吃出来的。当然，这个尝的过程极其漫长！经方的产生，要远在汉代之前。传说桂枝汤就是商代大臣伊尹发明的，而大臣也是精通厨艺的。另外，远古历史上的战乱和疾病流行，也是经方产生的客观要求。可以说，经方作为精练的高效方，其产生是被"逼"出来的！

10. 唐代和宋代都非常重视研究、收集各类方药，但在这数百年间取得的成绩为何反而不如仲景？

答： 就像中国农业的生产经验，在唐代以前已经成熟。经方应用的经验在汉代已经达到完美的地步。就如诗是唐代的好，词是宋代的好，而小说则推明清。讲方，好方当属汉方及唐方。唐代、宋代对方药的研究主要在收集整理上，因为少有原创，所以感觉上似乎不如仲景。另外，唐宋以后方有不少已经掺杂了宗教的色彩和商业的味道，所以，感觉上也没有仲景方那么纯。整体方面是难以超越张仲景的，但在局部上也不是没有闪光点的，比如温胆汤。这些经验也同样值得重视。

经方也是发展的。唐宋方中也有不少成为经典的配方。尤其是经方的临床应用，经过后世医家的实践，对其方证的表述更加细腻，经验更加丰富。尤其是近现代的经方研究，更有成绩。这主要表现在经方对现代疾病的应用方面，知道哪些现代疾病可以用哪张经方，这也是很了不起的。

11. 教授最欣赏的民间中医是哪一位？

答： 民间中医，是指非高等学府或研究机构的中医，也是指在基层工作的中医临床人员。我没有做过实地考察，但本人在20世纪90年代曾对江苏省名中医及全国名中医进行过一次大规模的问卷调查，在整理调查资料过程中，给我印象比较深的基层中医有不少。如就江苏省而言，丰县的渠敬文先生、海安的王益谦先生、淮安的顾维超先生、常熟的周本善先生及李葆华先生、苏州的徐文华先生等，均有特色。全国而言，就不能一一说了，我主编的《方药传真》上有介绍。其中山西大同名中医田隽先生的经验给我印象最深，其用药细腻实在，是现代经方家的风格。

12. 教授希望您的学生有哪些方面的理论功底？

答：中医经典以外，还有较好的现代科学基础和现代医学基础，熟悉医学史，熟悉哲学，熟悉中医学，有较强的观察能力和文字表达能力，更要有独立思考的能力。我常说，搞经方要有很好的思维品质，这种品质，就是科学态度和科学方法。相比理论功底来说，我更看重思维品质。我希望我的学生做学者或做医生，而不是做"两脚书橱"。

13. 有些疗效确切的丸、散、膏、丹由于种种原因已经不生产了（比如救苦玉雪丹），教授认为哪几种最有价值呼吁中药企业生产？

答：这个问题确实存在。不生产的原因：一是利润太薄，生产厂家不挣钱；二是传统的中成药主治范围不很清晰，现代医生不会用；三是药物来源有困难，比如含有麝香、犀角等药物，是不能生产使用的。再有可能是因为里面含有有毒中药，所以被禁止等。我建议在网上征求广大中医的意见，大家来推荐一下，呼吁有关部门重视，呼吁科研部门来开发。在这里，我想呼吁的是经方的开发。那些配方临床有效，而且日本、韩国也在开发，但我国的中药企业就是没有将目光转向经方。经方中值得开发的很多，如大柴胡汤、半夏泻心汤、柴胡加龙骨牡蛎汤、五苓散、四逆散、半夏厚朴汤、温经汤等，都是非常好的配方！我们中医人不能端着金饭碗讨饭吃！

14. 目前最令教授困惑的问题是什么？

答：一是经方不容易普及。不是因为难学，倒是因为太便宜。二是经方的研究开发，中国人不屑一顾，外国人则趋之若鹜。三是花大笔的钱去搞机理研究、动物实验，但其临床标准尚不清楚，如此研究经方有何实际意义？四是放着现在的经典配方不研究，非要开发自己不成熟的自拟方、杂凑成方，岂能有效？纯属资源、金钱的浪费！五是在高等院校教人如何用中药的教师，大多不会看病，问题如此严重，但大家熟视无睹！六是普及经方迫在眉睫，但临床会用经方者甚少，经方家更少！六是中医界好空论。天鹅还在天上飞呢，双方就为打下后如何烹制而斗殴；中医是否科学的争论，中西医能否结合的争论，可以暂时搁置，共同致力于临床疗效的提高岂不更好？听一听大众的呼声，看看民众最需要什么样的中医，然后我们向这个方向努力，不是要比清谈更有意义吗？

15. 教授在工作中最大的困难是什么？

答：经方是我的最爱，我在临床也以使用经方取效为乐。但是，因为我不想将经方研究的事业做大，客观上也没有要我做大的压力，所以没有感到有何困难。比如，如果要办一所以经方为特色的研究所或学校，那遇到的困难就无法想象了。

我们为什么要读经典

　　学中医，到底哪些是必读之书？根据本人主持的课题组于 1998 年对全国 330 位名中医的问卷调查，结果是《伤寒论》《金匮要略》《黄帝内经》高居前列。清代医家徐灵胎先生晚年所著的《慎疾刍言》一书中开具的必读之书为《灵枢经》《素问》《伤寒论》《金匮要略》《神农本草经》《备急千金要方》《外台秘要》《医宗金鉴》。可以认为，《伤寒论》《金匮要略》《黄帝内经》等为代表的汉唐古医著，就是中医的必读之书。读经典，也就是要读这些古代医著。

　　学中医为什么要读经典著作呢？说白了，就是为了培养一种明辨是非、鉴别优劣的眼光，培养一种选择的能力。初学者学中医难，难就难在不熟悉规范，难就难在不会选择。《伤寒论》《金匮要略》《黄帝内经》等古典医著，不仅仅是几千年来中华民族与疾病作斗争的经验结晶和生活智慧，更是中医的基本规范，是经过长期实践验证而公认的医学标准。用徐灵胎先生的话说："果能传心体察，则胸有定见，然后将后世之书遍观博览，自能辨其是非，取其长而去其短矣。"徐灵胎先生学医是强调学经典的，所以他看问题，就十分深刻。清代初期，江浙一带风行阴阳五行生克学说，滥用补药，阴虚六味地黄丸、阳虚八味地黄丸，成为定例。人家看不出问题，但徐灵胎先生看出问题来了。他写了本书《医贯砭》，对这本宣传阴阳命门太极学说的畅销书进行了尖锐批判。指出其问题就是医学的简单化，是以哲理替代医理，其后果是导致千古良方失传，医学发展失范。我当年正是在琢磨命门学说时读到此书，顿感震撼，这才有所醒悟，遂废这种学说而转入经方大道。

现在为什么要提倡读经典？其意义有三：

一是拒绝神秘，回归朴实。中医的历史长，几千年来神秘文化不断渗入，给人带来不科学的错觉。但是在汉代的医学却十分朴实，具有古代唯物主义精神。比如经方的配伍、用量、煎服法以及对方证的描述，都是十分精细和准确，是后世医方所无法比拟的。那些神秘兮兮的理论和用药，不属于中医。而当前的中医界，不断有将中医神秘化、玄学化的声音和做法。提倡读经典，就是强化医学自身的科学精神，回归朴实的自然科学之路。

二是修正思路，回归本源。从临床看，现在许多中医的思路有偏离传统思路的倾向。比如治疗失眠，往往想到安神药；治疗浮肿，往往想到利水药；治疗久病，往往想到正气虚而用补益药。这种思路，与古代医学的思路有很大的不同。中医自有中医看病的角度和方法，研读经典，可以让我们的思路得到调整，知道中医应该是那样看病的，是那样养生的，从而进一步发扬中医的优势和特色，提高临床疗效。读经典，就是强调基本理论和基本知识以及基本技能的训练。因为这是中医的本源所在。

三是传承经验，回归临床。中医学的特性就是经验性强，对临床依赖性强，从经典研读中可以清晰地感受到这一点。经典中的理论和经验，都是几千年实践的经验结晶，是当今开发利用的重要资源。强调经典，就是要让我们在进行医疗、教学研究中，必须注意传承几千年留下的宝贵经验。比如，经方的开发和利用就应当引起高度重视，不仅要在临床上推广和应用经方，而且要面向市场大力开发经方。同时，提倡经典的研读，可以纠正当前中医研究大多脱离临床，教学也大多停留在书本的不良倾向。

综上所述，现在我们提倡读经典，不是一般的读书活动，而是一次思路的调整，一次视野的开拓，还是一种积极的引导！引导中医大学生们关注经典，关注医学基本功的训练，关注中医学发展的正确方向。

青年大学生应该如何读经典？

一是要将读经典与学好大学课程结合起来。读经典的读，与读小说的读是两个概念。对《伤寒论》《金匮要略》《黄帝内经》来说，与其说是读，不如说是研究更为贴切。为何？经典是当时的实证的记录，经典为我们提供了实实在在的文献研究的原始资料。我们利用这些古代记录的资料，来研究疾病，研究人体，研究古代医学认识人体和治疗疾病的思想方法和经验。将古人没有说清楚的东西说清楚，将比较模糊的东西变得清晰起来，这就是我们的任务。而要研究，必须要有工具。这个工具，就是现代科学的方法和知识。生理、解剖、病理、诊断、统计要学好，因为古代医学的研究对象与现代医学的研究对象都是人；马克思主义原理、自然辩证法、历史唯物主义也要学好，因为中医本身就是一部历史，也是一种传统文化，更是一种认识论和方法论。所以，读经典与目前大学学习的课程是没有矛盾的，要读好经典，必须有科学的头脑，有坚实的现代科学知识基础。否则，就是熟读《伤寒》《内经》，顶多是个活字典而已。

需要指出，提倡读经典，并不是要否定现有的中医学基础课程教学。中医学基础、中医诊断学、中医方剂学、中药学等教材，产生于 20 世纪 50 年代，其雏形是对经典的阐释、提炼和加工，但由于种种原因，教科书还不是很成熟的，还在不断地修改和完善之中，其中有些内容与经典著作的理念有些偏移。所以，目前的教科书还不能替代经典著作，我们还要提倡读经典。但作为中医入门的阶梯，中医学基础课程教学可以帮助我们熟悉中医的术语，了解中医的基本理论和基本知识，是读经典的基础。所以，读经典与中医学基础课程相互不矛盾，两者是相辅相成、相互补充、相得益彰的关系。

二是要将课堂听讲与课后自学结合起来。课堂听讲是学习经典的阶梯，应当高度重视这些课程的学习，因为大部分同学一生可能只有这一次能全面地听老师细细讲解经典。作为课堂学习的目标和压力，建议同学们在刚开始学习时要背诵一些重要的原文和经方，如果没有这个要求，恐怕要深入了解经典著作是比较困难的。但读经典不是容易的事情，因为要读懂，那靠课堂学习是远远不够的，需要课后不断的思索和阅读，特别是在实践中多应用，多体会，陈修园先生说"愈读愈有味"，就是这个意思。我在碰到临床难题时，常常翻阅《伤寒论》《金匮要略》，往往会有所启发。我觉得，《伤寒论》《金匮要略》是用来翻的，而且要常翻，如果哪天将书翻烂了，你对经典的认识也能上一层次了。

三是要将经典原文与后世研究成果结合起来。经典是不全面的，经典是片断，经典没有把话说完，因而经典的阐释成为传统的研究领域。比如《伤寒论》的研究著作，我国有三百多种，日本现存著作也有四百种；如果就经方来说，则后世的应用经验更为丰富，近代以来临床研究、实验研究的论文数千篇。在读原文的同时，结合后世研究的成果，就会更深地理解经典和发展经典。所以，要注意收集有关研究资料，多向有经验的老师和同学请教。建议在校期间，能写两三篇有关经典研究的读书笔记或综述。

祝我校医学类学生读中医经典的活动取得实实在在的成绩！

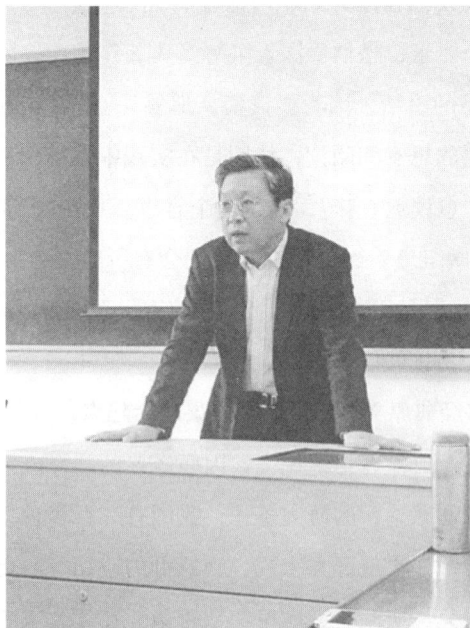

2017 年 3 月摄于南京中医药大学

我与何祚麻先生的谈话记录　　|　2007-10-15

　　10月10日，何祚麻先生来南京为南京工程学院讲学，中午我在江宁的湖滨金陵饭店与他共进午餐并畅谈中医问题。以下为谈话要点。

　　第一，关于对中医的评价问题。我们都主张中医有精华有糟粕，问题是如何分。他强调中医90%是糟粕，10%是精华。我强调他所认识的中医与我们所认识的中医不一样。不同时代的中医其形态不一。他批判的中医不能代表中医的主流，是过去的中医，不是当代的中医和未来的中医。中医有流派，不是所有的中医都是玄学，经方派是中医中科学性最强的。民国的曹颖甫先生、新中国成立后的学部委员叶橘泉先生都不喜欢玄学。所以，不能简单地九一开或五五开。对我眼中的经方医学来说，可能是倒九一开；而清代末年的中医，比如鲁迅先生笔下批判的中医，就可能是九一开。对于这一点，何先生表示不知道中医还有反玄学的流派，黄老师的话对他有启发。但是，何先生认为，就当前在中国流行的中医来说，中医里的反玄学派并不是主流！例如，中医药管理局的领导人，现在在社会上有影响的中医代表人士所持观点，都是玄学派的。另外，只有经过科学"验药"后，才能最终判定它们是否倒九一开！

　　第二，关于中医是否玄学的问题。何先生认为中医理论的核心——阴阳五行是玄学。他明确反对"医者意也""医者易也""医者艺也"的说法。何先生认为中医讲辨证的原意思是"辨证施治"，或又称为"辨症施治"。但新中国成立后就有相当一些中医人士，改称"辨证论治"，仿佛中医的理论是辩证法。本来，辨证施治在方法论上有一定道理，是从实际出发，符合唯物论的认识论。但改成"辨证论治"之后，就变成在方法论上强调辩证法。其实，辩证法有两种：一种是唯物辩证法，另一种是唯心辩证法。中医强调的辨证论治在方法论上属唯心辩证法。我同意何先生的观点，但提出阴阳五行不是中医的理论主体，而是古代中医借用来解释人体生理和病理的工具，关键是解释。古代的中医立命之本是临床疗效，看好了病能用当时时髦的阴阳五行学说来说出道理，人们就认为有学问。说理与实践的脱节分离现象在中医中是非常明显的，这也是中医的特点之一。古代有很多医家是不用阴阳五行说理的，阴阳五行不是中医理论的主体，古代的农学、历法、天文甚至书法、美术理论均涉及阴阳五行。对此，何先生同意阴阳五行理论的确还应用到风水、朝代更换等封建迷信的领域等等，同意阴阳五行理论不是专门应用到中医，但不同意黄先生认为"阴阳五行"不是中医理论的主体。何先生说中医的肝在左面，很荒唐。我说肝居左是对应五行木来说的，按五行模型的位置是居左，这种模型不是指实质的人体模型，是纯理论的，所以不能与现有解剖学相混。而且，这种解释对中医的临床没有多少实际意义。何先生认为，这只能认为阴阳五行理论十分不科学。

关于中医的诊断问题，何先生也不相信能通过号脉诊断胎儿性别。我给他解释中医的脉诊，也不是万能的，只是四诊中的一部分，临床需要结合病人的体质、疾病、心理状况等来分析。我还说，中医的辨证论治其实不是辩证法的辩，而是辨认的辨。辨证是识证，是客观的，是实证的。中医讲究望、闻、问、切，就是重视实证。何先生认同望、闻、问、切在科学精神上是唯物论，但这是一种经验阶段的诊断方法，需要"去粗取精，去伪存真"才能上升到科学阶段。例如，号脉诊断胎儿性别，就是属于"去粗、去伪"的部分。

第三，中医科学方法问题。何先生指出经络实质的研究不科学。说有些人事先就认定经络是客观存在的实体，而来申请研究其实质的经费，这不符合科学道理。我同意何先生的这个态度。我说经络不论是否有实体，但其现象是客观存在的，但是否是实实在在的可见的实体，则倒不一定。我说有些医生认为是有病才有经络，正常时候是不显现经络的，所以，不能就在现象没有弄清楚的前提下就搞所谓的实质研究。类似的情况也包括脏象实质研究。但是，何先生对人体是否存在经络现象表示质疑。他说有一些实验表明，随机取穴和按穴下针所观察到的现象和效果没有什么区别，而且不同针灸大夫在穴位的认定上往往有很大差别。连穴位的概念都还没有科学地鉴定，何来经络？！

关于何先生反复强调要搞清药物机理和分析药物有效成分的看法，我提出异议。我以菜肴为例，南京的盐水鸭好吃，但不知道成分；老鸡汤的成分不易搞清，搞清也没有多大意义，提取的鸡汤成分与五更老火慢炖出来的老鸡汤是不一样的，人们还是喜欢实实在在的鸡汤。我们只要搞出制作标准来就可以了，扬州炒饭就有现代标准了。对此，何先生却说，重要的问题是必须科学地鉴定药物的疗效。所谓科学的鉴定就必须有大量的统计，有对照组，而且要双盲。他还说，如果搞不清药物机理和药物成分，将很难鉴定药物的疗效，也弄不清楚药物功能有欠缺时，向哪个方向改进。此外，何先生还提到现在的中药缺乏标准，采集加工都不规范。

第四，关于中医治疗非典的疗效问题。何先生认为如果说中医治疗非典有效，为什么不在第一线？何先生说，据报道，由于非典，我国曾牺牲了 200 多位大夫和护士，但全国在非典时期牺牲的医务人员中有几个中医大夫和护士？我说当时我国大部分中医无法参与非典的抢救，我当时就曾提出去南京非典病房的要求。中医最早参与的地方是广州，北京应该是 5 月 8 号以后，那是非典战役的后期了。所以，统计中西医死亡人数的样本要到广州去取，才能说明问题。何先生说既然中医参加战斗的人士并不多，为什么在宣传中纷纷说中医在抗击非典中起了重大作用？何先生认为中医的特点之一，好吹牛，好夸大它的疗效，非典就是其中的一例！

第五，关于中医观察的切入点问题。我认为是中医的问题复杂，研究切入点可以很多，科学的切入点仅仅是一点，还应从政治、文化、哲学的角度去切入。我们又谈到冬虫夏草，他说他是不会相信冬虫夏草的，也不去吃的。我说那是藏民族传说的神草，就如汉民族的灵芝一样，现在是有夸大其治疗价值的。我说我在回答患者询问能否吃冬虫夏草时，是从政治学的角度说的，如果是大款，我希望他们多吃，他们不吃，西部人吃什么？但是对于工薪阶层的病人则介绍他们吃香菇或其他的中药，毕竟虫草太贵了，没有那个必要。我强调对中医研究，不能仅仅从科学的角度切入，新中国成立以后，很多中医问题是与政治联系在一起的。何先生也说当时毛泽东提倡中西医结合的重要原因之一，是因为当时受到科学教育的西医太少！何先生还批评了中医善于"治未病"的说法。何先生说，什么是"治未病"，那就是预防为主吧？！但西医何尝不讲预防为主？！西医提出种牛痘，打防疫针，种卡介苗……对现代医学在预防传染病上的贡献充分肯定。但中医说的"治未病"，就完全缺乏针对性。中医能"治未病"的说法，正好说明中医的思维模式，其实是笼统思维！何先生还回忆起 1952 年推广新法接生的往事，说由于大家懂得了消毒，就导致新生儿死亡率大幅下降。他笑着说其后果之一，自此中国人口就出现高峰了。

　　何先生清癯而精神饱满，思路清晰，快人快语，为人直爽。与他谈话时间不长，但他的话语之中充满着对科学精神、科学态度的崇敬之情以及对现代社会中的伪科学的愤慨和厌恶之情。他说今天与黄老师交流有不少启发，但你的中医不是主流。我说是的，不是主流，但也不代表过去的中医，也不是何先生所批评的中医。何先生最后说，希望未来的中医不要让年轻人失望。我明白何先生的意思是让科学精神在未来的中医中闪光，让未来的中医有良好的科学头脑。我希望广大的中医药工作者能理解何先生的一片苦心！

（以上谈话记录已经何先生审阅）

就中医人才问题答记者问 | 2007-12-16

12月14日，我在北京与《光明日报》记者交谈。问答如下：

1. 中医和西医的区别在哪里？两者差异性何在？

答：中西医之间的差异还是不小的。从形式来说，中医使用的大多数是相传千百年的传统的药物，来自天然，植物居多，剂型多为丸、散、膏、丹，同时也用一些物理的疗法，比如针灸、推拿等。这和使用化学药物，以注射、开刀等治疗手段的西医不同。在诊断手段上，西医更多地采用现代理化诊断、抽血化验、CT、核磁共振等，而中医，多为望、闻、问、切，是察舌诊脉。从治疗思想上看，则可以简略地说，西医"治人的病"，中医"治病的人"，也就是说，中医比较重视宏观，重视整体，重视经验；而西医重视专科，重视局部，重视实验。另外，中医来源于生活，而西医来源于科学实验。你在中药房闻到的熟悉的香味与西医病房那刺鼻的来苏儿味道，显然是两种感觉！所以我说，中医不是和现代医学同样的医学，中医是中国人传统的生活经验和生活方式。

2. 中医人才的评价标准是什么？

答：中医的佳境是成名，成为群众心中的名中医。名中医是传统的中医高级人才，他们的知识结构与社会职能与西医也不一样。他们是杂家。他们是医师，即了解各种疾病的特征和预后，并了解各种诊疗手法；他们是药师，懂得各种药物的性能、功效与使用方法，能指导病家正确有效地使用各种药物；他们是护师和食疗师，即指导病家的日常起居、健康保健以及饮食宜忌；最后，他们必须是中国式的"牧师"，进行必要的心理疏导，这要求医生要有丰富的社会阅历和经验，需要相当好的口才，有相当的社会活动能力和民事协调能力。还有的名中医还是民俗师。传统医学中有许多民俗的东西，如饮食习惯、起居习惯等，这些东西直接影响患者的心理，对治疗效果也有影响。所以，名中医大多是比较熟悉民俗，并能利用民俗文化治病。显然，如果不能承担以上的职能，就不能认为这是一位中医人才。对中医人才的评价，不能以西医专家的评价标准来替代。中医人才需要医学的、心理的、社会文化的知识，还应具有相当的个人的魅力，因为许多患者不仅是对名中医有索方求药的需求，还有一种心理上的信仰和依赖。所以，要造就这种名中医，显然是不容易的，人才素质、社会经验、时间磨炼都是极其重要的。中医成名难，难度不在医学本身，而在于做人！

3. 中医人才奇缺？还是人满为患？

答： 目前中医院校的毕业生就业难，许多医疗机构不欢迎，甚至中医医疗机构也不欢迎。其理由主要是临床动手能力差。所以，一方面是老中医们在疾呼中医后继乏人，而另一方面中医毕业生找不到工作岗位而呈人满为患之态。其实，中医的后继乏人，是指高级中医人才不足，因为，学中医一定要成名，没有名的中医一文不值。所以，如何培养名中医是当务之急。

4. 中医名家面临抢救、后继乏人？

答： 是的。但名中医的培养谈何容易！俗话说，名师出高徒。

现在最大的问题是名师少，缺少一大批学术思想清晰、临床经验丰富的名中医。我的家乡是江苏江阴，历史上名医辈出。记得20世纪70年代家乡有一大批在当地享有声名、各有临床擅长的中医，被省政府认定的名老中医就有8位，在各乡镇均有中医，但如今省级名老中医仅剩2名，新近认定的仅1名。比较好的中医主要集中在市中医院和市人民医院的中医科，许多乡镇的病人均要进城看中医，甚至跑到无锡、南京、上海看中医。由于中医的培养需要较长时间的临床，也必须名中医的带教，如果名中医的数量继续下降的话，那么中医院校中医专业学生的质量还将继续下滑。我建议各地方中医管理部门要高度重视名中医的学术传承工作，并下大力气培养一批新的名中医，高校也要培养一批高级中医临床人才培训班，作为名师班，为带徒作教学理论上的准备。这也许是当务之急。

5. 如何培养一代中医名家和大家？

答： 名家的培养需要土壤和环境。由于中医学术的发展具有时代性、地域性及个体性，所以，对中医的管理要充分考虑以上的因素，要给中医学术的发展以一个宽松的环境。据我所知，现在中医最不满意的，就是开方的法律风险加大，现在《药典》规定的用量偏小，限制了中医在超大用量上的探索。中医界有句行话，说中医的不传之秘在于用量。也就是说，目前中药的用量规范尚不成熟，建议要适当放宽，或规定对有一定资格的中医人员可以适当放宽。第二，现行药事法规定中医的配方必须公开，使中医的知识产权无法得到有效保护。还有，许多医疗机构强调经济效益，考核每张处方的含金量，这就导致大处方出现，这个后果比以上的问题更严重，将导致学术的萎缩，因为无法总结经验，无法积累经验。如果中医一味追求经济效益，那要培养一代中医大家必定是空话。再就是，全国的中医高等教育必须改革，要鼓励各地方开展特色的教育，形成自己的风格。要在中医界倡导一种敢于争鸣，敢于张扬学术个性的风气。

6. 如何看待师徒传承的传统中医人才培养模式？

答： 师徒相授是传统的中医培养人才模式。但在 20 世纪 50 年代高等中医教育发展以来，这种模式已经基本隐退了。这种模式到底有无继承的必要？我认为有必要。但必须赋予时代的特色，不能一成不变。第一，要对中医带徒的资格进行认定；第二，学习的分段制，但作为医学基础的教育必须在院校及正规综合性医院内进行，中医的专业教育主要是特色教育则由师徒相授完成；第三，建立带徒质量监控考核机制。

7. 中医院校流水线作业能否培养出合格人才？

答： 当然也可以。我所理解的合格人才，应该是在临床上能打得响，常见病、多发病能拿得住的中医人才。现在现代中医院校教育遭到很多人的诟病，其原因其实不在院校的流水线培养方式，而在于中医的教科书有问题，基础理论的框架基本上源于西医，诊疗思路大多脱胎于西医，临床内容脱离实际，空头理论一大堆，方药应用的实用技术很少。中医教科书如果不从根本上改革，就是回归师徒相授的传统模式，也无济于事的。我多年来在高校从事经方的教学工作，经过多年的教学实践，摸索出一套以问题为中心的经方教学法，即四步法：第一步讲常见疾病的经方，常常是同病异治；第二步讲代表性经方及其类方的应用，让学生领略到异病同治的独特思路；第三步讲药物的配伍，剖析经方的结构，了解经方加减变化的规律，使经方变得活起来；第四步是讲各家使用经方的经验，讲经方的流派。这种方式，和以往先讲理论，后讲药物，再讲方剂，最后讲疾病应用的程序完全相反，但学生能较快地掌握经方应用的实技。如果再由有经验的经方家带教一段时间，必定成为一名好中医。所以，我不反对现代高等中医院校的教学模式。

8. 中西医结合是改革还是扼杀？

答：中西医结合是一种过程，不是一种学科。中西医如何结合？目前尚无明确的说法。但两种医学的相互融合和渗透，在临床上中西医两法的互补，是十分正常的，也是符合医学科学发展规律的。20世纪中医界的许多有识之士就主张中西汇通。要培养面向未来21世纪的中医人才，不懂得现代医学是不可思议的。我的临床也是要考虑西医的诊断，要研究古代的配方到底治疗现代何种疾病，还要借鉴现代药理研究的结果，这些对中医的临床疗效的提高均十分重要。那种说中西医结合是扼杀中医的说法是不符合实际情况的。

9. 中医能否看好病，满足社会和患者的需求？

答：中医能否看好病，应该没有疑义。在西医没有传入中国之前，中国人的医疗保健，主要依靠中医。近百年来，随着西医学的传入，现代医学的发展壮大，中国人在医疗保健方面有了更多的选择，中医的压力已经明显减轻，但社会对中医的需求并未减少，人们更需要中医能解决现代医学不能解决的问题；同时，中医的整体观念、个体化治疗、天然药物以及人性化服务等特色，对现代人们也有极大的吸引力。但说实话，现代中医并没有满足现代人日益增长的中医医疗保健服务需求。首先，是名中医太少，许多医院的名中医成为稀缺资源，工作压力也相当大；第二，中医的理论术语难以理解；第三，中医的有效性与安全性尚缺乏严格的评价；第四，中医的医疗服务尚不很快捷和方便。所以，中医在当今社会具有巨大的发展空间，有挑战，有困难，但更具有机遇。

10. 现阶段（目前我国国情），中医人才如何更好发挥作用？

答： 中医的优势，是安全、有效、简单、价廉。劣势是不规范，难学，名医难得。中医人员应该将以上的优势发挥到极致，比如，许多经典的配方（经方），只要按照传统的经验用药，效果明显，而且安全价廉，而且许多配方都是治疗中国人的常见病、多发病的常用方，经验方。但很可惜，许多中医不会用，成药也不开发，导致中国人的生活经验和医疗智慧束之高阁，一方面政府高喊要解决国人看病贵的问题，但一方面，中医因为经方价廉而不用！优势反成劣势！而日本、韩国却十分重视经方的开发利用，不仅在本国内广泛使用，有的配方还出口国外，经方已经成为该国制药业的重要项目。除经方以外，针灸、推拿等，也应该在社区推广，在民间普及，这样可以大大节约国家的医疗卫生方面的开支。

与美国中医师麦考先生的对话　　2009-4-30

最近，美国中医师麦考先生来信问我几个问题。他的中文很好，是我《中医十大类方》英译本的翻译者。他对经方非常感兴趣，也有研究，还开设了专门的经方博客，并在台湾推广经方。

问：体质能不能发生变化？如果能变的话是在什么情况下发生的？

答：体质是能变化的。影响体质变化的因素主要有年龄、疾病、环境以及饮食、运动、用药等生活方式。比如年轻时是柴胡体质，但随着年龄的上升，可能转变为柴胡大黄体质，如果原来用四逆散就能有效，而这个时候，就需要用大柴胡汤了；也有本来是桂枝体质，但由于生活方式不科学，导致体重上升，血糖代谢紊乱，甚至心脏、肾脏发生病变，有可能出现黄芪体质，就要用黄芪桂枝五物汤了。还有，过度治疗或用药不当，也可以导致体质改变，比如长期服用黄连、大黄，可以出现四逆汤体质。

问：一般来说，人生病的时候会根据其体质生病，就是说人的病证平时和体质是相关的。不过有的时候病人的证跟它的体质是不同的。在这情况下应该怎么处理？而且怎么能判断、诊断？

答：要回答这个问题，必须弄清经方方证学说。方证学说的核心内容是方证相应，也就是说：临床有什么方证，就用什么方，这是经方医学的原则。方证的构成是什么？是体质与疾病。但不同的方证，其体质与疾病的构成比例是不同的。有的方，是对体质的，比如炙甘草汤，就是适用于消瘦、贫血的体质；而有的方，则是对疾病的，比如栀子厚朴汤，就治疗一种"心烦、腹满、卧起不安"的病症；但也有的方，即对病，有对体质，如大柴胡汤，既能对胰腺炎、胆石症、支气管哮喘、反流性胃炎有效，也对代谢综合征、肥胖等一些全身性疾病有效，特别是对一些更年期妇女，突然体重上升，向心性肥胖，便秘、甲状腺囊肿、子宫肌瘤、乳腺小叶增生等，大柴胡汤使用后，可以改变体质，恢复体形等效果。所以，使用经方，有的时候是对病用方，有的时候是对人用方，也有的时候，是即对病用方，又对体质用方。一般来说，掌握方证以后，临床就能够作出正确的判断了。如果临床遇到患者的疾病的属性与体质的性质不相符合，一时间又无法判断何方证的时候，可以先对病用方，如果效果不好，再对体质用方。

问： 你对历史有不少的兴趣而且已经学了很多，你硕士论文的题目是孟河派的治疗法。孟河派的医生也算的上是高手。请跟我们比较一下张仲景的经方和费伯雄或其他孟河派医师的处方。

答： 孟河医学流派是一个地方性的流派，18世纪开始到20世纪上半叶，在江苏南部一个名叫孟河的小镇上有着好几家历代相传的名医，他们培养了很多医生，大多成为上海、南京这一带的名医，后来人们称为"孟河医派"。这些医生，都是农村的开业医生，是全科医生，内科、外科、喉科都很擅长，既用汤药，又开刀，贴膏药，还会针灸。他们很会看病，特别是看当时的常见病，比如外科感染、传染病以及当时中国人常见的虚劳病（可能是结核病）。他们的处方基本上是经验方，公开的仅仅是药物，但剂量大多不明，而且方证的表述不清晰，一般需要通过师徒之间的口授心传才能领会。而张仲景的经方，不仅组成是公开的，其方证也是比较具体而明确的，是医学的规范，这是孟河医家所无法与其相比的。学中医，还是要从张仲景的经方开始。

问： 有人说，复杂的慢性病必须使用相应大及复杂的药方。而经方的药味平常较少而简单。请跟我们分享一下怎么以经方治疗较严重的慢性病，如癌症、心脏病、糖尿病等。

答： 需要说明，治疗大病、重病，也未必一定要大方。但确实，临床有许多疾病由于病情复杂，单用一两首经方会感到无法顾及全面。如何办呢？我的经验是合方。所谓合方，就是将几首经方联合使用，以扩大主治的范围，可以对付那些病情复杂的慢性病。比如，我治疗糖尿病，经常使用黄芪桂枝五物汤合桂枝茯苓丸；治疗癌症，我经常用小柴胡汤合五苓散，或炙甘草汤合麦门冬汤；还有治疗老年人的高血压、脑梗，经常使用柴胡加龙骨牡蛎汤合桂枝茯苓丸，或合栀子厚朴汤；治疗支气管哮喘，经常用大柴胡汤合桂枝茯苓丸。但是，经方中也有不少大方，可以用来治疗大病、重病的，比如温经汤，药物 12 味，可治疗妇科病的月经不调、闭经等；再比如薯蓣丸，药物有 21 味，可以用于肿瘤化疗以后的体质调理。

问： 人们都说治病不如预防病。经方当然能治病，关于养生呢？经方能不能用于养生？

答： 经方主要是治病的，没有疾病，一般不需要服用经方，尤其是长期服用经方。但是，在中医看来，疾病与健康之间，没有明确的界限，许多人都可能有患有某种疾病的可能性或疾病趋向，这就是我说的体质。也就是说，在明确体质状态以后，每个人都应该有一些适合自己服用的药物或配方，如人参体质，可以经常服用人参，或炙甘草汤，或生脉散等；如果是黄芪体质，则可以服用黄芪，或黄芪桂枝五物汤、玉屏风散等。但是，药物毕竟是药物，不能将药物当做食物来使用。换句话说，这种养生方不需要每天服用，而是有身体不适的时候，有方证的时候，才可以服用。经方的养生，还是通过治病来实现的。

问：我们中医有 2000 多年写下来的历史了，有天才和临床经验丰富的医师也都做出了贡献，创造了自己的医疗流派或特殊治疗法。也可以说我们中医有各种各样的医疗法。经方的特点在哪里？经方的独特在哪里？

答：经方的特点是比较明显的。**第一，经验性强**。经方多从单味药发展而来，由药物发展为方剂，经过千锤百炼，包含了古人的实践经验，形成的过程相当缓慢，绝非出自一人一时之手，可以说凝聚着无数智者的心血。比如桂枝汤，究竟是谁发明的，已经无法考证；仲景方，并不是指仲景个人的经验方，而是他收集整理的古代经验方。**第二，重在治病**。经方多用药性较猛、带有偏性的药物，所谓"药不瞑眩，厥疾不瘳"。轻如麻黄、桂枝，重如大黄、附子，毒如乌头、巴豆，剧如芫花、大戟，这是与经方治病的特点有关，而不是如后世的配方，多用一些补药和食物，如熟地、人参、石斛，如菊花、梅花、厚朴花、代代花，如丝瓜络、荷叶梗、扁豆、黄豆，以及牛肉、鹿筋、羊肾、猪肚，皆入药。**第三，配伍严谨**。经方相当严谨，动一药即换一名，甚至改一量即换一名，主治与功效也随之发生变化，体现了严格的构效关系，表现出古典朴素的结构美。**第四，经方的主治比较明确，具体，真实**。《伤寒论》《金匮要略》中的记载虽然表述比较简略，但都来源于临床，是真实的，客观的。只要通过有经验临床医生的解释，可以破译每张经方的主治范围，所以，经方利于传授。而后世的处方所主治的则是"阴虚""阳虚""水亏""火旺""上实下虚""一切风""五劳七伤"等病理概念，它的适应范围比较浮泛。**第五，经方的药味少，用的是平常药，**

药价便宜，适合于大众，有利于减轻国家的医疗负担。

问：你以前说徐灵胎写的书给你很大的影响，令你思想方式发生变化。他的想法概念有什么特点？在临床上能怎么帮我们看病？

答：我是在 20 世纪 80 年代开始读徐灵胎先生的书的。那个时候正是我学习、研究中医的迷茫期、困惑期，但读了徐灵胎先生的书，思路就清晰多了。他的《医学源流论》气势磅礴，将中医学当作一部历史来看待，他批评了宋、金、元、明、清代医学存在的问题，强调了《素问》《灵枢》《伤寒论》《金匮要略》《神农本草经》在中医学中的指导地位，让我知道要历史地、客观地分析中医，不同的时代有不同的中医形态。他的《慎疾刍言》是一本批判当时医学偏向、弊端的书，全书言简意赅，思想犀利，对我的震动也很大。因为清代医学存在的滥用补药、不注重个体差异、不注重煎服法等临床技术的问题，当代的中医依然存在。他的《伤寒论类方》，从类方的角度演讲《伤寒论》，别出心裁，将中医学中最具有科学性的方证做了深入的解析，为经方的发展提供了重要的思路。徐灵胎的书，思想性极强，他不是教一方一药的，而是教人们如何认识中医，如何学习中医，如何治病，如何研究医学。

在第 41 届欧洲中医药大会上的演讲稿 | 2010-5-14

5 月 13 日上午，我在德国罗腾堡举行的第 41 届欧洲中医药大会（ZUM41 INTERNATION TCM KONGRESS IN ROTHENBURG O.D.T）上发言。演讲稿如下：

女士们、先生们：

我是为了推广经方而来的。对中医来说，方是极其重要的。古时称中医为方家，医术为方技，日本人称中医为汉方。临床上，无论是伤寒派，还是温病派；是古典派，还是现代中西医结合派；是讲脏腑辨证，还是讲六经辨证，到最后交给病人的都是一张方。可以这么说：中医是方的医学。

中医也是一个方的海洋。公元 992 年官方编辑的《太平圣惠方》有方 16834 首；公元 1406 年刊行的官方编辑的《普济方》有方 61739 方；1997 年南京中医药大学编写的《中医方剂大辞典》收方达 96592 首。但是，要熟悉掌握这么多的方剂，既不可能，更没有必要。因为关键方，不过上百首。这些方，就是经方。

经方，是经典方的略称。所谓经典，主要指距今 1800 年前的《伤寒杂病论》。这本著作记载了汉代以前中国人应用天然药物的经验，其中的方都是几千年来中华民族无数先人亲身尝试所得的用药结晶。"神农尝百草，一日而中七十毒"。这个中国古代的传说，形象地说明了古代中国人发明经方的艰辛和伟大。经方治病疗效确凿。我曾用泻心汤治疗过脑出血，用大柴胡汤治疗过胰腺炎、胆石症、支气管哮喘，用桂枝汤治疗过心肌炎，用甘草泻心汤治疗白塞病，用柴胡加龙骨牡蛎汤治疗抑郁症，用小柴胡汤、当归芍药散治疗过自身免疫性肝病，用四逆汤治疗休克、心衰，效果都让人称奇。其实，我仅仅是用经方治病的一位普通医生。经方，是中医治病救人的主要手段，历史上就有一大批名医擅长使用经方治病，并形成了一个著名的流派——经方派。

但是，经方派的发展一直不理想。究其原因，一是因为经方的技术要求极高，对方证的鉴别、药物的配伍以及用量，还有煎服法，都有严格的规定，某个环节被忽略，疗效就可能不好。而在生存竞争十分激烈的中国社会，技术的传授向来极其保守，经方在严格的家传制度和师承制度下，不仅无法大面积推广普及，而且各家的经方应用经验不断失传；其二，唐代以后，随着城镇化进程的加快，医药的经营已经成为一种赚钱的行当，比起药味少、价格低廉、适应证严格的经方来说，只有那些药味繁多、配入稀有名贵药物，而且适用面宽泛的后世方（时方），才能够给商人们带来更大的利润。于是，经方犹如一块蒙上泥土的宝玉，被世人弃之荒野。经方派虽不绝也无法大兴。

为何今天要重提经方？

首先，是提高临床疗效的需要。中医本来是看病开方的，不是卖药的。但是，由于现代中医教科书忽略经典，许多中医不会用经方，导致中医界的说教十分空泛玄虚，学术缺乏规范，临床疗效下降，如果不提倡经方，将来中医必将趋于萎缩。

其次，是培养中医人才的需要。经方是历来中医入门的捷径。经方是规范，是基础。学中医而不学经方者，必定难成大医。

再有，当今资讯发达，现代的教育方式和传播方式使得经方的推广和普及成为可能。

　　我坚信，经方的推广与普及，可以为沉闷的中医界带来一股清新的空气。经方将告诉人们，经典的中医是真正的医学，其思想方法是整体的、实证的和经验的，其技术的含量是极高的。经方是能治大病的医学。经方是安全、有效、经济、简便的医学。

　　经方不朽，大道永恒！

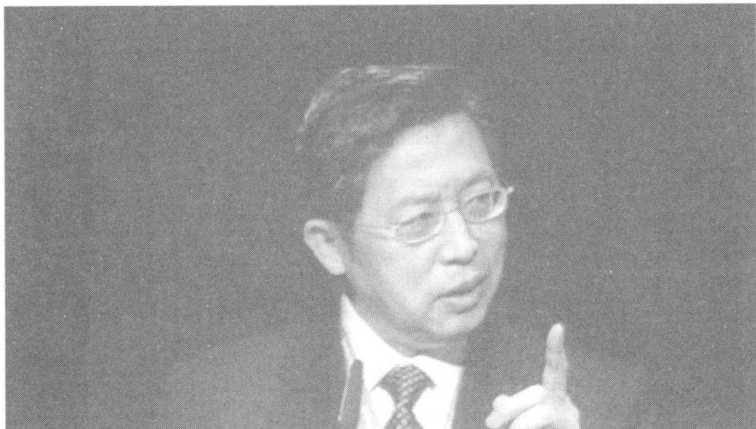

2010 年 5 月在 41 届欧洲中医药大会开幕式上发言

接受中华中医药论坛记者采访 | 2012-10-25

2012 年 10 月 18 日至 21 日，我应山西中医学院研究生部之邀，在太原做了为期三天半的连续演讲，题目是经方应用。讲学期间，中华中医药论坛（www.zhongyiyao.net/bbs/）的记者孙学达等采访了我。下面，是采访录全文。

记者：黄煌教授，这几天我一直在听您的讲座，我能感觉到您对于经方的那种执着。您能告诉我您如此钟情于经方的原因吗？

黄：经方是中华民族使用天然药物的经验结晶，它非常安全有效，而且方便价廉。如此宝贝，我们中国人不用它来解决当前老百姓看病难、看病贵的问题，我感觉这是极大的资源浪费！这么好的东西不用，那不是很可惜么？我研究经方有不少年了，应用经方也屡屡取效，尝到了经方的甜头，感受了经方的魅力，总希望经方能惠及人类，也希望经方能振兴中医学。我不仅仅是因为兴趣和爱好，还因为我肩头的一份社会责任，因为我踏进中医大门已经快 40 年，从事中医教育工作已经整整 30 年了。经方，这个民族的瑰宝，决不能在我们这代人手中失落！

记者：经方是经验方，也是经典方。可是我们知道，如今经方在中医界以及中医院校教学中并没有被放在一个应有的重要位置上。对此您怎么看？

黄：是的，这是事实。经方不被重视，中医经典不被重视。现代高等中医教育高估了现有通行教科书的作用，似乎《中医基础理论》《中医诊断学》《中药学》《方剂学》《中医内科学》已经是中医学的全部，其代表的说理体系就是中医理论的核心，而且统治了整个中医学科。说句不好听的话，有些高校教师讲《伤寒论》、讲《金匮要略》，其实讲的是中基、中诊的《伤寒》，讲的是中医内科的《金匮》；《伤寒》《金匮》的精华被曲解，质朴的医学思想被诠释得十分繁杂，大大影响了学生对经典的理解和临床应用。《伤寒论》《金匮要略》的精华在哪里？在经方上。讲经方又要讲什么？必须讲方证相应。但是，方证相应这种质朴的临床思维是与现行教科书体系格格不入的。所以，经方被排斥，被搁置，遇冷遇。甚至有些人认为方证相应是对症状用药，讲方证是机械的思维，种种对方证的误解影响了经方的推广。不过，我认为这种情况终将会改变。因为，目前活跃在临床第一线的中医师，特别是基层临床医生已经重视经方。经方的实用性和可重复性，是他们喜欢经方的最大理由。这些年，在出版界，经方的出版物非常好销；在网上，经方的论坛人气火爆；在海外、国外，经方也成为中医师的热捧。相比之下，我国高等中医院校的经方研究以及教学反而显得冷清，好像还在观望，好像没有醒来，或者干脆闭眼不视。不过，我想这种局面也是暂时的。从这次我在山西中医学院讲学出现的火爆场面看，经方一定能在高校火红起来。

记者：假如现在重新编著一部《中医各家学说》，您认为我们的经方与其他的各家学说该是怎样的关系呢？

黄：在中医学术流派里，经方派是最重要、最有影响力的流派。讲《中医各家学说》，不能不讲经方派。而且，经典是学术之源，历史上许多医家的学说都是从经典发挥而来；许多名方，也是从经方演变或组合而来。要想真正成为大家，不学好《伤寒论》《金匮要略》，是不可能的，历史上许多擅长使用经方的医家都是真正的临床大家。比如清代的喻嘉言、舒驰远、徐灵胎、尤在泾、陈修园，近代的曹颖甫、范文虎、陈伯坛，现代的岳美中、胡希恕、赵锡武，还有你们山西的刘绍武、门纯德、朱进忠等，都是经方的高手。古今中外，这些经方家太多了，我这里无法一一枚举。我计划与我的学生编写一本《各家经方》，介绍历史上的各个代表性的经方家，讲他们是如何认识《伤寒论》，如何认识经方的；谈他们是如何识别各个方证并如何用经方治病的。有他们的学术观点，也有他们的临床医案。计划在高校开课，选修课也许，目的是为学生们打开一扇窗，让他们看一看中医还有这方洁净的芳草地。经方医学，是那么清新，那么实在，那么具有活力，而不是像现在中医学术的那种混浊和空泛。

记者：嗯。这样做也就是将我们整个中医经方发展的历史大脉络梳理一遍，然后呈现给大家？

黄：对啊！给同学们展示中医学的另一番景象，开拓他们的思路。

记者：您一直呼吁"经方花小钱治大病，不花钱也能治病"。那么您认为在现在的社会大环境下如何才能让经方走近大众，真正去解决中国人的"看病难"现状？

黄：经方走向大众，是我的梦。我有两句话，叫"还方于民，藏方于民"。经方是从哪里来的？经方是中国古代的劳动人民在生活实践中发明创造的，很多方来源于民间，"神农尝百草""伊尹制汤液"神话中的神农和伊尹，其实不是圣人，都是劳动人民的化身。经方的专利属于他们。将经方的配方和用法告诉基层医生以及老百姓，让他们能用经方治疗常见病、多发病，这叫"还方于民"。既然高校不重视经典，教授不研究经方，中医大学生不学经方，大的中医医院不用经方，那还不如让经方回归民间，教基层医生和经方爱好者使用经方，让经方在民间流传，这叫"藏方于民"。经方大众化是时代的需求。你看中央电视台的《百家讲坛》《中国好声音》《金光大道》《我要上春晚》等节目，都反映了原本属于高端人群把握的国学、历史、音乐、艺术等已经走向大众。当今中医学术也进入了大众化的时代，经方一定要大众化，也能够大众化。下个月我们要召开经方大会，其中有个分会场是面对经方爱好者的，名《大众经方》，就准备大胆地尝试一下。

记者：老师，其实目前为止医生是经方最主要的载体。那么，对于医生来说，用经方确实便廉高效，可是如此也会影响到中医的生计问题，那您怎么看？

黄：经方方小，药物平常价廉，如果从经营的角度看，开经方会饿死医生。但是，医生是开方的，不是卖药的，医生要靠挂号费、诊金谋生，这是行业的规则。当前，必须大幅度提高医生的诊疗收费标准，以体现医生的医疗技术价值，如果不这样，经方就无法推广。医生也是人，也需要体面地在社会上生存。这个事情，是社会的事情，需要政府出面，但需要我们大声呼吁，需要社会各方贤达们的鼎力相助。当前的医疗改革，如果不改动到这里，恐怕也没多少意思了。

记者：您用清晰干练的"黄煌式语言"去解读经方，并建立"方—病—人"一体化的诊疗思路，不仅让中国人离中医更近，也用这种方式让世界更容易读懂中医。您是如何摸索出这样一条中医发展之路的？

黄：这个问题说来话长。回想起来，我也是经过反复地摸索，在彷徨、困惑、痛苦之中，最后找到了经方，发现这是一条金光大道。刚学医当学徒的时候，什么都不懂，什么都信，凡是能看到的书，都看。后来到南京中医学院读研究生，条件好了，书读得更多了，特别是我搞中医各家学说研究，不得不把历史上著名医家的原著通读，而且，做了不少笔记。俗话说，不识货，货比货。书读多了，互相比较，最后就看出名堂来了。中医的书籍数量多，可以说是浩如烟海，是汗牛充栋，但其中《伤寒论》《金匮要略》最值得看，最耐读，尤其是《伤寒论》。历史上研究《伤寒论》的书籍最多，中国有注家三百多家，日本还更多。历史上名医很多，但称得上医学家的不多，要所说我心目中的医学家，那大多是那些通晓经典、善于临床、经方娴熟的大家，如徐灵胎，就是其中的一位。中医学的历史悠久，内容繁杂，从经方入手，可以让眼前变得清晰，变得简洁。我喜欢简洁，更重视实用，这可能与我的经历有关。经过那个物质极其匮乏时代的熏陶，让我缺乏玄想的能力。再有，几十年没有脱离临床，就是在中医高校教书、编学报，也依然坚持门诊，我坚信，中医研究的终极目标是看好病。在临床上，我目睹了经方神奇的功效，而且发现经方的疗效最容易重复，教学生，学生也容易上手。多年的读书与临床，让我看准了经方。如果说还有哪些机遇？那需要说说我的日本访问的经历。1989年，我有机会去日本进修老年医学，这个期间，我接触了大量日本汉方的书籍，也与日本汉方的专家进行了近距离的交流，特别是与京都细野诊疗所的坂口弘先生、中田敬吾先生过从甚密。日本汉方简洁明快的思路，与我原有的学术思想产生了共鸣，让我更坚定从事经方推广的决心。值得庆幸的是，在日本的一年中，我的思想极为放松，不需要顾及教学大纲，无需关照周围同道的想法和眼光，宽松的学术氛围为我萌发经方医学的方—病—人一体化的诊疗思路提供了难得的契机。

记者：老师，您也读了许多书，而且现在也有许多研究中医的思路，为什么最后您排除了其他，而选择了这条路？

黄：就如上面所说，为何选择经方？就是为了看好病，教好书。经方安全、有效、经济，非常适合中国的国情；而且，经方的重复性好，客观性强，便于培养大量的实用人才。当今的中国，广大的老百姓还不是非常富裕，医疗保健还不能奢侈，经方不花钱能治病，花小钱治大病，为何不推广？不推广，就是"大傻帽"！当今的中医，不能没有高明的中医的理论家，也不能没有博学的学者，但更需要的，是大量的临床人才。因为，当今中国的老百姓在呼唤中医，呼唤那些能看好病的中医，而且性价比、有效性及安全性要高于西医的中医。说实话，这种人才数量不多，远远没有满足社会的需求。看到目前许多中医院校的毕业生，动手能力差，用人单位不满意，我是比较难受的。我一直在做梦，梦想有个经方学院，专门培养大批的从事临床工作的经方医生，为自己的国家，也为热爱中医的人们。话说过来，我说经方好，并不是说其他的中医不好。推广经方，是当务之急，是权宜之计。为了中医的快速发展，必须有所为有所不为。舍得舍得，要有所舍才能有所得。经方是轻武器，轻装上阵，我们才可以跑得更快一点。其实，中医可研究的东西太多了！

记者：展望未来，我们的经方发展之路又该如何更好地走下去？

黄：我对经方的未来充满信心。经方这几年发展越来越快，我主持的经方沙龙网的点击率越来越高，经方相关的书籍在书店均非常好销，国内的经方学习班也是人气很旺，这种势头估计要持续相当长时间。但是，经方的发展需要引导。首先，要坚持"不求其全、但求其真"的思想，要高扬经方医学重视实证的思想原则，重视临床应用经方的事实和经验，反对空论玄说。一个忠于临床事实的个案，胜过空泛的理论长篇。其次，要倡导经验共享的思想。经方的研究需要经验，如果大家不保守，就能共同提高。我一直想建立一个经方案例数据库，如果所有的经方医生都能参与并将自己的案例汇入数据库，则经方的临床应用规范以及疗效评价标准就比较容易建立了。第三，要在全国建立经方研究机构和学术组织，开展经方的教学、临床、科研；有条件的高校，要开设经方课程或成立经方专业，以培养更多的临床实用人才。我认为，经方普及、推广的路还是漫长的，许多中医还是没有重视经方。有的是经典不熟悉，经方不会用；有的是畏惧经方大剂，不敢用；还有的是嫌经方价廉，不想用；还有的是不愿意放弃自己的习惯思维以及通套方药，而无视经方或诋毁经方。经方的复兴，是一种医学思想的革新，会触动一些旧有的思想观念和习惯，会有抵触和阻力，对于这点，我是有心理准备的。

记者：近来，诺贝尔文学奖花落中国，这标志着世界开始真正读懂我们中华民族了。文学奖已至，生理学或医学奖还有多远？在您看来，中医和西医哪个得诺奖的可能性更大？

黄：这个也不好说。20世纪80年代，我曾经以《踏上通往斯德哥尔摩的道路》为题，给大学生做过报告，当时就是以此鼓励青年学子们好好学习，继承中医，改革中医。几十年来，中医在国际上的影响越来越大，中医已经不仅仅属于中国。这几年来，我也频繁应邀讲学于美国、德国、英国、澳大利亚、马来西亚等国。他们喜欢经方，特别是我的按方–病–人一体化的诊疗思路，受到他们的关注和追随。我的《中医十大类方》《张仲景50味药证》《黄煌经方使用手册》《药证与经方》等都已经有了外文版。我有感觉，中医学外传的第二次浪潮即将来到。如果说，第一次浪潮是以针灸为载体的话，那么，第二次浪潮一定是以经方为载体。针灸是物理疗法，而经方就是药物疗法，这两种疗法历来都是相辅相成的，缺一不可。至于中医界能不能获得诺贝尔奖？这完全不必介意。经方的发明专利权无疑是中华民族的，但经方早就外传和公开，只是在如何应用上，我国还具有更翔实的经验，还有许多宝贵的文献资料。我曾说过，经方是中华民族除四大发明之外，对人类文明做出的又一大贡献。这个贡献，比得一个诺贝尔奖要有意义得多，有价值得多。

记者：老师，我在平时经常留意您的经方沙龙，有次看到一篇很感兴趣的文章，是关于经方透析法，我觉得这个题目就很新颖，内容是关于您用经方给一位需要透析的尿毒症病人治疗，并且效果还不错。您是怎么看待用我们经方来治疗西医难以攻克的疾病？

黄：现在医生不好当。因为现代疾病繁多，而且发病原因不明，这些病，或是生活方式不科学，或是精神心理上有问题，或是老年性退化性疾病，或是滥用药物之后，或与环境污染等有关，所以，单一的治疗方法、局部的对症治疗，往往难以见效。经方为何能治疗一些西医感到棘手的疾病？关键首先在于思维方式是整体的，许多经方是以人体为观察对象与调控对象的，而不是以单一的疾病为观察对象，或以对抗病原体为治疗原则。其次，经方源于数千年生活经验的积累，有的时候，经验比理论实际得多，有用得多。用经方，关键是要解决问题，能尽快解除病人的痛苦就行，至于什么道理，有时实在是说不清的，就是业内人士的解释，许多非专业人士也很难理解。就是经方治疗难治性疾病的疗效，也不是百治百效的。医学本身的作用就是有限的，经方也有局限性。但是，我期待着经方医学的不断发展，在现代科学技术发展的背景下，在吸收现代医学长处的基础上，我相信，经方医学一定能为人类的健康保健做出更大的贡献。

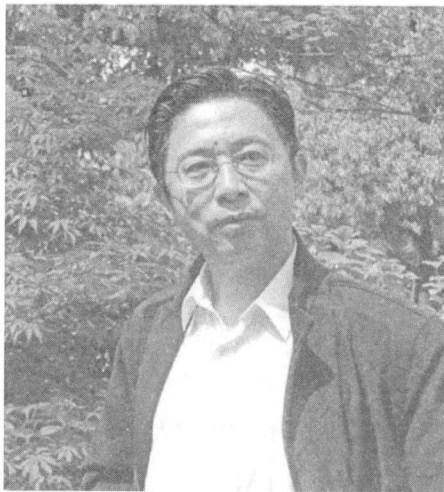

2007年4月摄于南京仙林听泉山庄

在第 44 届德国中医大会
开幕式上的讲话

2013-5-11

2013 年 5 月 9 日，第 44 届德国中医大会在著名的古城罗腾堡召开，会议代表以德国人为主，中国、比利时、瑞士、荷兰、波兰等许多国家的中医药人员和爱好者也出席了大会。我应邀出席大会，并从 8 日开始连续 3 天为大会分会场讲经方。9 日的开幕式上我上台讲话。下面，是讲话的全文。

尊敬的大会主席和各位大会组织者：

尊敬的各位中医同道，女士们、先生们：

现在的我，好像在做梦。3 年前，我也站在这里，会堂没有变，会场的气氛没有变，大会主席 ohmstede 先生没有变，还是那个非常酷的发型……五月的罗腾堡，是一个让我做梦的地方。

我来自中国，来自南京中医药大学，这次是为推广经方而来。经方，是中医的经典方，是流传千百年的古代中药配方。非常可惜，经方没有被关注，还没有被大家所熟悉和应用。这次，我就是来讲经方的。我的梦，就是经方走向世界的梦。

下面，我给大家讲两则有关经方的故事。

那是发生在 2 年前德国南部的城市奥克斯堡。那一年，我来德国讲学。可能是旅途疲劳，再加上饮食不周，一直上腹部不适的妻子在奥克斯堡市突发虚脱，大便色黑如柏油。其时我们正在迪特曼先生的诊所，见状，赶忙将她扶到床上躺下。她浑身冷汗，面色苍白，毫无表情，口唇的颜色变成淡紫色，脉象非常微弱。几位在场的针灸师见状，问我是否叫急救车去医院？我说：先用附子理中汤看看！还要加肉桂粉！多加糖！迪特曼先生迅速配好递过来，那是成方颗粒剂。我用汤匙一口一口喂下，并用热水袋热敷脐腹部。不久，她唇变红了，脉可以摸到了，便血就此停止；傍晚，继续行程去慕尼黑；在宾馆休息2天后，大便转黄，精神也大好，只是登高时气短，这是贫血的缘故。如此重症，竟然未住院救治，究其原因，一是其体质尚可，韧性较好；二是用药对证，经方效果好。事后，目睹全过程的迪特曼医生等，无不心有余悸。他们说，这是一个永远忘不了的案例！

再讲一个与本次大会主题有关的故事。那是一位中学老师，他告诉我，他讲课非常费力，教室不大，但必须用麦克风，学生们称他麦克风先生。他去看了很多医生，服用过补中益气丸、归脾丸、六味地黄丸等中成药，始终不能好转。他非常苦恼，不断地叹气。我看他拉长着脸，充满忧愁，表情非常淡漠。他还告诉我，睡眠很不好，经常有恶梦。我做了腹诊，两肋下肌肉紧张僵硬。我当即诊断为柴胡加龙骨牡蛎汤体质。就是这种2000年的古方，居然解决了他的痛苦。他服用药物2周后，精神明显好转，胸闷消失了，麦克风就不需要了。他说奇怪，补气药没有效果，为何含有柴胡、大黄等药的柴胡加龙骨牡蛎汤居然让我换了个人？我说，你不是气虚，是阳郁，柴胡加龙骨牡蛎汤是一张治疗抑郁证的首选方。

我讲以上两个故事，是想告诉大家几个道理。第一，经方最有效。经方是中医经典方的略称，这些配方大多记载在《伤寒论》《金匮要略》中，这些方都是久经临床验证的经验方，方证相应后，起效快。不仅可以治疗急性病，也能够治疗慢性病；不仅能解除肉体的痛苦，也能治疗心灵的痛苦。比如柴胡加龙骨牡蛎汤可以让人愉快，那是古代的忘忧汤；温胆汤可以让人消除恐惧，那是一块心灵的橡皮，可以擦去恐吓留在大脑上的痕迹；半夏厚朴汤可以清除身体上烦恼的异样的感觉，那是身体内的空气清新剂……第二，经方治病，不是头痛医头，脚痛医脚，而是调整体质。消化道出血不是止血，而是温阳，附子理中汤温阳就能止血，这是古代中国治疗消化道出血的常用方。第三，经方好学。药味少，应用指征明确，加减也不多，这是中医学的临床规范。

我真诚地希望大家学经方、用经方，因为，经方是中医学的精华。我也非常欢迎大家今天和明天来参加我的讲座，我将给大家详细地介绍那些治疗精神心理疾病的经方，介绍那些经过无数中国人亲口尝试过、流传千百年的天然药物配方。谢谢大家！

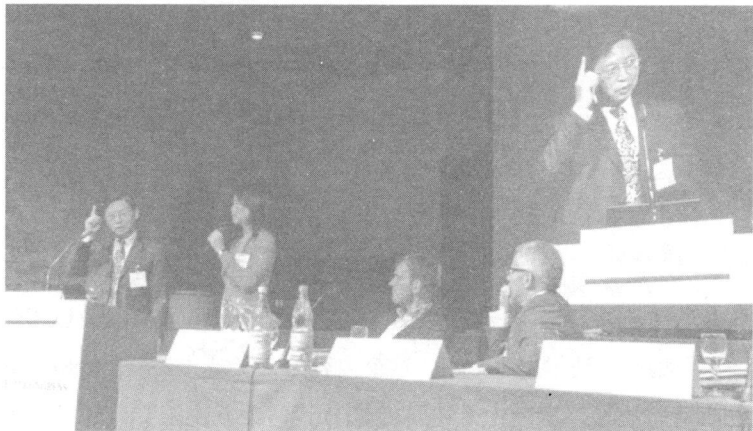

2013 年 5 月第在 44 届德国中医大会开幕式上发言

与苏方达网友的对话

问： 在经方的学习应用中，我的疑惑和问题越来越多。比如：经方医学体系到底需不需要讲病机？如果说经方方证学说的"是什么"，那么经方病机学是说"为什么"吗？黄师在《张仲景50味药证》中讲"桂枝主治气上冲""人参主治气液不足"，这里面讲的"气上冲"和"气液不足"是否可以认为是一种经方病机的描述呢？

答： 经方医学体系需要讲病机，可以称之为方证病机，或者方机。方机是对方证状态及其特征所进行的传统理论的概括。比如大柴胡汤证的方机是"热结在里"，也可认为是实热在里，这些概括，其实还是在说"是什么"，即说明这种状态的特征。经典中，桂枝主治的"气上冲"，后世所说的人参主治"气液不足"，都是这一类。但这种表述，已经在试图说"为什么"，尽管这种阐述是非常简略而且不完整的。要说明这些方证状态是一种什么状态？这种状态是如何形成发展的？用经方进行干预和调控的机理是什么？等等"为什么"，是非常困难的。语言必须非常规范，解释体系必须非常严密，目前中医惯用的语言体系可能需要改进。

问： 黄师在最早的培训教材中提到的"寒、热、虚、实、郁、瘀、痰、湿"，是否就是黄师对经方病机学的轮廓讲解呢？黄师之后的培训教材中没有了这个内容，我一直很好奇和不解，最近黄师在帖子里又提到了这八个字。这个内容的意义是什么？是给病人解说病情用的另一套理论，还是促进与其他经方流派交流的桥梁理论呢？

答："寒、热、虚、实、郁、瘀、痰、湿"这八个字，是本人给患者解释体质的特性时用的术语，但非常粗略，还在摸索过程中。当然，这些术语的使用，与其他中医流派交流也显得更为自然顺畅些。

问：关于"人参主治气液不足"，我已经理解为一种病机概念的描述，这个病机是人的一种虚的状态，具体表现在药人上是人参体质，具体表现在药证上是人参证，是有具体的临床症状和体征的。不知道这样来理解可不可以？对不对？

答：对的。这就是前面我说的古代的方机，是从方证、药证上长出来的，但没有完全脱逸，依然有实证性和现场感。

问：在学习应用黄师经方学术的过程中，我有很多疑惑和不解，我相信其他参加过黄师培训班的同学也会有一定的疑惑和不解。现在病机是我心中的一个结，这也是我今年决定读仲景原文的原因之一。黄师最近的贴文中说讲方证不讲病机，是因为病机是混乱的，容易纷争，不能统一，不能作为规范。不知道仲景文中的"亡血""亡津液""血瘀""虚""实""胃中干""藏有寒""胸中有寒""脾胃气不足""胃气弱"等描述是不是仲景的经方病机描述？如果是的话，仲景的经方病机学应该是怎么样的？仲景的这个经方病机学是否可以作为经方病机的规范？

答：方证病机是经方研究的又一领域。张仲景原文中的这些概念术语，是今天研究方证病机的基础，后世许多医家也为之努力过，现代中医学的许多内容就是从此而来。不过，各家学说，纷繁杂乱，反而让人忘记了原本方证病机的方证，犹如一批研究语法的学者，反而不能讲一口标准流利的普通话一样。而当今的中国，需要的不是大批的语言学家，而是一大批播音员和主持人。从这个意义上来说，方证研究尤为迫切。

日本东洋学术出版社采访应答稿 | 2015-07-26

2015 年 4 月 21 日，我在南京接受日本东洋学术出版社的山本胜旷、井上匠两位记者采访，回答了记者有关经方的一些问题。下面是部分采访应答稿。

记者： 在您为我们撰写的稿件"我们为什么要推广经方"一文中，您阐述了以下 4 个推广经方的理由：①疗效可靠；②具有客观性；③是看人而不是看病；④可以应对复杂多变的病症。我们计划在《中医临床》杂志翻译刊登这篇文章的同时，将这次采访的内容也一并介绍给读者，提问内容如下：

问： 中医辨证论治的最关键之处在于"如何把握病机"，这一点与您重视方证的观点好像是正好相对立的。果真如此吗？现代中医学的病机哪里存在问题？

答： 我不认为把握病机与重视方证是相对立的。方证与病机应该是一个硬币的两个面，不能偏废。那么，我为何强调方证呢？这与我职业相关。作为一个教师，如何让医学生们能尽快掌握方剂的应用，是最重要的。因为，疗效会给医学生带来兴趣，带来自信。恽铁樵先生就是因为用麻黄汤治愈了儿子的伤寒气喘，才笃信经方；大塚敬节先生口腔溃疡久治不愈，后得以老医授甘草泻心汤一方，服后遂愈，之后改学汉方。现代中医学的病机学说非常系统，说理性比较强，但如何应用并提高疗效，是一个亟待需要解决的问题。现在病机的教学和研究上，有庸俗化、简单化的倾向。比如，过分强调五脏病机，是偏颇的；用 4 个字的病机术语去解释复杂的病机，是不可能的；将传统的病机学说异化为西医的疾病病理，是危险的。

问：正如您所指出的那样，病机看不见，摸不着，难以客观地去证明。因此，也就有可能任意宣扬随心所欲的理论。但是，作为探求证候本质的做法，抽象地去想象某一症状，或某种症候群出现的理由，不被表面现象所迷惑，是否反而能抓住其本质？症状所见有时可以反映证候的本质，有时也会由于假象而导致错误的判断（这也许是由于经验不足所致）。也有人认为，对于疑难和复杂多变的病证，把握病机才显得尤为重要。您如何看待这样的意见？

答：您所说的没有错，但这是人类思维的一般规律，属于哲学层面的解释，中医临床有其特殊的思维方式。我曾经观察过一些老中医的思维过程，他们往往反复看舌苔、摸脉搏，或切腹部，最后，用"这个人要吃桂枝""这个人不能用附子""这个人要肉桂、黄连一起吃的"这样的话来结论。也就是说，他们的眼睛里，是一个个的方证和药证，而不是理论和病机，作为临床思维的最后产物，那就是处方。将思维直接锁定在方证上，是古典中医学的一大发明。《伤寒论》的方及证，就是临床诊疗的规范，是对复杂病情所做的深层次的有效干预手段。方证相应，见此证便用此方，没有那么复杂的推理。

方证识别是一种执简驭繁的方法，是古代中国人的智慧。比如最近我们的微信群里有个案例，是个严重的肩周炎患者，主治医生根据其少腹充实的方证，用桃核承气汤，2剂后，患者就能抬举；也是网络上的案例，一个年轻人的脱发，头发油亮，天枢穴处有明显压痛，也用桃核承气汤，头发迅速生出。这个"少腹急结"就是桃核承气汤方证之一。在方证相应的模式里，没有疑难病、复杂病的说法，只有认识方证准确不准确的问题。那么，是否就是不要理法了呢？不是的。对方证而言，理法是较高的层次，开方更需要具体化的方证和药证，理法只能给你一个方向，而目标的确定，还必须落实到方药上。因为同一补气药，人参、黄芪的药证不一样；同一养阴方，炙甘草汤与白虎加人参汤的方证不一样。方证不相应，疗效就出不来。作为一个中医师来看，他对疾病的有效干预要比对疾病的理论解释要更重要。

问：在方证相应模式中，以症状所见为依据，选择与之相对应的方剂。这种情况是以《伤寒论》中所记载的主治症（症候群）为基础的。但是，临床上几乎没有和《伤寒论》所记载的症状一摸一样的病人。这样的话，如何去判断是什么证？能否列举一些具体的病例来介绍一下，通过怎样的操作来判断患者的证候？

答：恕我直言，您对方证的认识是片面的。方证的证，不是症状，是证据，是安全有效使用本方的证据。其内涵包括疾病名、体质状态在内，疾病名如太阳病、少阳病、中风、伤寒、狐惑、血痹、结胸、虚劳等，甚至包括了暂时无法命名的疾病，如小柴胡汤证等；体质状态如尊荣人、失精家、湿家、亡血家等。举例而言，"往来寒热"不是一个症状，而是一个症候群或综合征，是包括了持续的发热性疾病、反复发作的过敏性疾病以及自身免疫性疾病等在内的一大类疾病。简单地认定方证相应就是对症用方的认识是错误的。

《伤寒论》记载的方证，是经典的方证，是经方方证识别的基础。用经方的经典依据，当然是《伤寒论》原文，但是，又不能拘泥于原文。因为《伤寒论》原文的论述是不全面的，张仲景仅仅是用他简练的笔法描绘了适用人群的一个局部特征，或者是记录了适用疾病的某种表现特征，某一疾病的某个症状。也就是说，《伤寒论》的原文，仅仅是方证的一部分而已。看原文，必须要在经典的基础上复原方证的全部。如何复原？可以从病机去理解，这是传统的做法，而我们则采用复原其适用人群特征以及建立主治疾病谱的办法。所谓的适用人群特征，就是适用这首经方的人群的体型体貌、心理行为、脉舌腹证、好发疾病等客观的特征；所谓主治疾病谱，就是适用这首经方的病名或症状名，这是经方应用的必然。

举个例子，要用大柴胡汤，第一，看看体型体貌：体格壮实，面宽，肩宽，颈部粗短，胸宽厚实，肋夹角呈钝角，上腹部饱满。中老年多见。第二，判断精神心理：面部肌肉僵硬，表情严肃；容易抑郁、焦虑，容易烦躁发怒；常有头痛、眩晕、睡眠障碍等症状。第三，进行腹诊并询问饮食状况：上腹部充实饱满或有压痛，舌苔厚，多有食欲不振、嗳气、恶心或呕吐、反酸烧心、口苦、口臭、便秘等，特别容易腹胀腹痛、进食后更甚。第四，询问既往史：易患胰胆胃病，如胆囊炎、胆石症、胰腺炎、反流性胃病、高血压、高脂血症、肥胖，以及支气管哮喘、乳腺小叶增生等。

当这样的患者出现在您面前的时候，哪怕只是有以上四点中的一二点，就要注意了，这个患者可能是大柴胡汤人，可以服用大柴胡汤。如果他患有的疾病，是我前面所说的那些疾病，是胰胆病、反流性胃病，是支气管哮喘，是高血压、高脂血症，是抑郁症等，那使用大柴胡汤的可能性就非常大的了！这就是我在摸索的经方应用模式，即方 – 病 – 人模式。这是一种思维模式，比较简单。也就是说，我看病，临床上只寻求三个点及其关系，这三个点，就是方、病、人。方，是经方，配伍用量相对固定的药物组合，是规范的方；病，是现代医学明确的诊断，也包括传统医学固有的病名，是客观存在的痛苦；人，是在你面前那个活生生的人，是有心理特征、社会属性的高级生物。在看病时，我常常在思考这些问题：这个方，能治这些病吗？适用于这个人吗？这个人，该用什么方？用这个方安全吗？这个病，该用什么方？用这个方有效吗？就是这个三角思维。

问： 从您的病例来看，有时使用《伤寒》方，有时也有增加中药药味的情形。这种情况，是根据患者的"正证（典型证）"再加上出现的其他症状去相应地增加中药药味的吗？请讲解一下您对于药味加减的思维方法。

答： 经方药味和用量的增减，是必须的，但要谨慎。特别是我近年来更强调原方，这出于教学的需要，原方是规范；另外，也出于研究的需要，原方便于积累经验。但临床还是有加减，一是我还在学习过程中，从当年的杂方派转身的过程还是非常痛苦的；二是临床确实原方不够，需要加减，但要加减，也是宜加不宜减。比如多采用合方法，如大柴胡汤，经常与栀子厚朴汤、桂枝茯苓丸合用；小柴胡汤，经常与当归芍药散、半夏厚朴汤、五苓散合用。增减药味的依据，主要看是否有兼夹的方证、药证，如大柴胡汤合桂枝茯苓丸，大多患者既有上腹部按压满痛等大柴胡汤证，又有舌暗、面红等桂枝茯苓丸证；大柴胡汤加黄连，大多有脉滑、舌红、烦躁等黄连证。还是那句话，有是证用是方。

问： 中药的运用是以您总结编写的《张仲景50味药证》中的药证为基准的吗？这一点似乎与现代中医学中被人们所熟识的《中药学》中的功效有所不同，是《中药学》存在什么问题吗？

答： 是的。我用药以《张仲景50味药证》为基准。确实，这种用药法与现在通用的《中药学》思路有所不同，主要不讲中药的药性理论，而强调中药的主治，也就是药证，就是用药的证据，这种思路和方证相应是一致的。之所以这么做，倒不是另起炉灶，而且遵循古代的用药经验，重视客观的指征。其目的是弥补目前通用的《中药学》教学中过多强调药物功效，而忽略了药物的应用；强调了药物的共性，而忽略了药物的个性。中药和方剂的课程是非常难讲的，对教师的临床经验要求高，如果纯理论的教学，往往只能泛泛而谈。

问： 您用不用后世方？如果用的话，像经方一样后世方也有其方证吗？

答： 用的。我常用的五积散、防风通圣散、血府逐瘀汤、荆芥连翘汤、二至丸、犀角地黄汤等都是后世方。后世方也有方证，方证明确了，临床就好用了，疗效好。可惜，后世许多方的方证还不是很明确，需要研究，需要完善。药证也是如此，张仲景药证是比较明确的，但是，后世的李东垣药证、朱丹溪药证、叶天士药证等，如果也能一一明确，那大家就一看就会用，那多好！我也试图总结叶天士《临证指南医案》的药证，但没有成功。因为叶案太简略，客观指征少，议论多，难以总结规律。

问： 如果方证相应模式没有效果时，下一步该如何考虑？

答： 临床确实有难以治愈的疾病，或者无法评价疗效的疾病，我有时也很苦恼。首先考虑的，是我的方证没有辨清，或者还有没有熟悉的方证。这与我的临床经验不够、了解的信息不足有关。我不怀疑是方证相应模式的错误，方证相应是我们临床医生追求的境界。

问： 目前，在中国围绕"经方"是一种什么样的状况？争论的焦点是什么？代表人物除您之外，还有些什么人物？

答： 经方，在当今的中国中医界是一个热词，甚至在社会上，出现了许多经方爱好者。要了解情况，只要用百度搜索一下"经方"这个关键词。同时，到书店也可以看到有关经方的书籍是很好销的。现在有关经方的培训或学习会议也非常受欢迎。经方热起来了。

关于经方的争论，主要在于讲经方要不要理论的问题，方证相应要不要讲病机的问题，要经方，还要不要后世方的问题。这些问题，在你们的提问中已经体现出来了。这是不少中医的焦虑，因为经方不是方，经方是经方医学的代名词，经方医学的走红标志着中医临床思维的一种演变，对传统的教科书模式是有挑战性的。公开的、大规模的学术争论不多。

问：以前积极使用经方的医师似乎属于少数派，现在临床应用上是一个什么样的现状？积极使用经方的人多起来了吗？

答：我国经方医学的现状可以用"满园春色关不住，一枝红杏出墙来"来形容。这些年来，经方确实受到国内外关注，经方书籍被读者热捧，但是，高校以及管理高层的反应依然迟缓冷淡。不是不知，也不是不想，而是心有余而力不足。各大中医院对利润不大的经方不感兴趣，不仅仅是不会用，更是不想用。前几年，我办经方学习班，来的人大多为基层医生，但这几年情况发生改变，各大医院的医生多了，有不少是科主任、都是中年骨干，这批人对经方感兴趣后，影响非常大。2004 年底，我开了个网站，叫"黄煌经方沙龙"，本来是和研究生讨论的平台，但开通后点击率逐日攀升，现在成为了一个公益网站，点击率已经冲破 1250 万。我在国内讲座多，2014 年，我在杭州、昆明、兰州、郑州、北京、长春、广州、石家庄等地做过演讲。国外的邀请也不断，去年，就去了澳大利亚、加拿大、德国、瑞士、新加坡、马来西亚、爱沙尼亚等国；今年元旦，是在台北；3 月，我去了旧金山、西雅图、纽约；今年的计划要去瑞士、德国、新加坡和马来西亚，都是讲经方。另外，中国农工民主党中央与国家中医药管理局也准备推广经方，已经编印了有关手册，今年国内的培训、讲座会更加繁忙。

问：以北京中医药大学为中心的学院派经方与您所推广的经方

有什么不同之处？

答：您既然把他们定为学院派经方，而且和我推广的经方相对比，那可能您已经闻到我身上有股乡野的气息了（笑）。

问：请介绍一下关于经方的教育状况。您是如何给学生讲授经方的临床应用的？

答：经方的教育，目前主要是面向医生的继续教育项目。中国的高等中医院校一直开设《伤寒论》《金匮要略》课程，这也是经方的教育。但这些课程，课时少，很多学校没有列为必修课，所以，这两门课程一直处在被边缘化。现在经方被重视后，这些课程的处境可能会有改善。但如果教学内容不改革，教师的临床水平不提高，要让学生们喜欢这两门课不容易，可能还会继续边缘化。我在南京中医药大学开设《经方应用》讲座已近10年，这是一门任意选修课，每周一讲，每次讲一张常用经方，每个学期共12讲；讲座很受欢迎，常常座无虚席，不仅有我校的大学生，还有外来旁听的医生，上周就来了3位杭州的医生。

问：请介绍一下关于您最近的活动情况，其反响如何？

答：我确实忙。最近，有4个国外的研究生在南京，还有好几个进修医生和研究生；5月份将是研究生论文答辩的季节，今年有4个研究生毕业，其中博士研究生张薛光的《论近代经方派的形成及其原因分析》做了一个经方学术史的研究，我比较满意。昨天我去了广州，广东省中医院为我建立了一个经方工作室。该医院有好几位高级医生配合我从事经方的研究和推广工作，我希望其中一位博士生做经方家医案的收集整理工作，如能出版一套经方家医案全集就最好了。最近，我刚刚完成《黄煌经方使用手册》（第三版）的修订工作。这是一本经方使用的规范性的文件。

问：请讲述一下围绕经方中国国内今后的展望。

答：经方是中国中医学术发展的一个新的增长点。可以肯定，高等中医院校会逐步重视经方，但由于经方人才的阙如，往往会显得力不从心。各中医学会会将经典培训作为继续教育项目的重头，而经方必定是要安排的。根据这几年中医图书出版的行情看，经方书籍继续看好。网络依然是经方推广的重要平台，特别是微信这一社交平台的出现，会出现更多的以经方为号召的微信群和微信学校。经方爱好者的群体将不断壮大，经方逐渐走入家庭，出现前所未有的经方大众化趋势。乐观地看，中国政府的医疗改革，可能会促成官方对经方的关注，因为经方价格低廉，推广经方有利于抑制"大处方"的顽疾。我还设想，如果彻底割断以药养医的利益链，让中医师由"卖药人"回归"开方人"，那中医界学习经方的热情会更高。还有，如果放宽经方制剂上市的限制，经方的开发将会引起制药公司的强烈兴趣，那经方的推广会更加好。

在 2015 南京中医药大学
研究生开学典礼上的讲话

2015-09-10

同学们、老师们：

谢谢大家热烈的掌声！谢谢主持人热情洋溢的介绍！也谢谢校领导给我这个光荣的任务和难得的机会！

三句话的诠释——我所期望的大学与研究生

那天我问张旭院长，今年招了多少研究生？她告诉我，687 人！我很感慨。1979 年，我校首届研究生招生 21 人；1995 年我接手研究生部的时候，在校研究生数 68 人；这几年，我校研究生招生规模不断扩大，今年的招生数是 1979 年的 32 倍！这一数字，标志着南京中医药大学这几年亮丽转身，从教学型大学发展为教学研究型大学，作为一位我校首届的研究生，作为一名老教师，我为学校的翻天覆地的变化感到自豪和骄傲！

什么是大学？我有三句话。

第一，大学要有一批教授。教授是学术的传承者和守护者，他们是有独特视角的学术牛人，他们是特立独行的学术大咖，他们是大学精神的宿主。大学的教授们越有学术个性，大学就越有活力。第二，大学要有一个图书馆。图书馆，是知识的集散地，是图书资料的聚集区，是信息资源的高地，是历史文献的仓库。大学的图书馆越现代，利用率越高，大学的教学及研究就越有深度和广度。第三，大学要有一个公平竞争的环境。人都是懒惰的，都喜欢悠闲，但读大学不允许这种状态。同学，情同手足，也是竞争对手。"无限风光在险峰"，充满着挑战和竞争的大学环境，才有利于发现人才和培养人才。当然，竞争必须公平。

什么是研究生？我也是三句话。

第一句话，研究生是学人。

所谓学人，就是读书人，一个能够充分利用教授和图书馆的读书人，一个具有超强自学能力的读书人，一个能够在浮躁的大环境下潜心学问的读书人。院士吴以岭教授，当年和我同寝室，他没有其他爱好，就好读书，而且经常开着收音机读书。我也读书，我是埋头读，读成高度近视。上研究生之前，我的近视度数450，研究生毕业时是750。到当教授时，是1150（当然，这是眼病。吴以岭也读书，但他却不戴眼镜，我也不希望在座的都戴眼镜）！

第二句话，研究生是强人。

研究生时代所遇到的困难，前所未有。收入与付出的压力，成家与立业的压力，写论文与找工作的压力，一个接着一个。但这个时期也是让你心智趋于成熟的时期。不要怨天尤人，不要垂头丧气，要做一个勇于挑战自我的坚强的人。大学就是一个充满竞争的地方，一个不想负重奋进、勇于争先的大学生，他就是精神上的"肾亏"患者（这种病，六味地黄丸无效）。

第三句话，研究生是"狂人"。

这里说的是加引号的学术"狂人"，是说研究生在学术上不能墨守成规，要敢于挑战权威，勇于实践创新，善于填补学术空白；就是研究生毕业后，依然要有"狂野之气"。吴以岭毕业后分配在河北省中医院，碍于体制，20世纪90年代初期干脆辞职成立肌萎缩研究所，放开手脚大干，产、学、研结合，提出络病理论，发明数种新药，终于成为中国工程院院士；还有今年入围院士候选人的仝小林教授，当年是周仲瑛先生的博士生，他治糖尿病敢于创新，别开生面，善用大剂量黄连，外号"仝黄连"，开首30g，谁敢？

以上关于大学和研究生的三句话，不全面，纯属个人看法。下面，给大家说说学习研究中医的体会，也是一得之见。

经方是这样发现的——我的治学经验

中医是中华传统文化的重要部分，是中华民族几千年的生活经验和生活方式。中医如何学？中医如何研究？在座的研究生如何尽快进入研究状态？我的看法如下：

一是学贵比较。比较必然选择，比较是一种方法，选择是一种能力，就是说，学中医，贵在比较和选择。说心里话，中医确实难学！中医历史悠久，积淀很深，医学、哲学、宗教、文化、民俗、生意经、江湖诀……什么东西都有。学中医如当年红军过草地，稍不小心，就会深陷泥潭，无力自拔，让你耗费一生心血而毫无建树。怎么才能学好中医？我的回答是"不识货，货比货"。只有在反复的比较中，辨别优劣，分清泾浊，选择精要，才能促进自己学术水平的提高，营造适合自己的学术空间。徐灵胎是清代著名医学家，他因家人先后病故，而发奋研究医学，上追《灵》《素》根源，下沿汉唐支派，朝夕读书，精读上千卷，泛览上万卷，反复比较，才看出医学的门道，学医是要读经典的，从而写出了《医学源流论》这篇名作。当年，我就是看了这本书，才恍然大悟。中医原来是这样！我也读过好多书，金元的，明清的，近现代的，读来读去，比来比去，还是《伤寒论》《金匮要略》这两本书最有看头！张仲景，不欺我，句句是实话，方方是规矩。后来我决意一心搞经方方证，就是比出来的。

二是学贵专一。就是说，学中医，贵在精，贵在专，贵在持之以恒，一门心思。"世界这么大，我想去看看"。好啊！中医世界，浩如烟海，如何看？看什么？如何在有限的学习周期或生命周期内，取得最大的人生效益？我的回答是："任凭弱水三千，我只取一瓢饮。"这是《红楼梦》中贾宝玉的关于忠贞爱情的一句经典表白。在这里，我引申为做学问不能贪多，要专一。选题不必过大，一旦选准研究方向，要持之以恒，一门心思，不断深入。我的定位是经方临床，这个选择，经过了反复的比较和痛苦的抉择，20 世纪 80 年代读书比较，90 年代初开始清晰定位，决定搞经方。什么是经方？经方是经典方的略称，经方是中华民族使用天然药物的经验结晶。经方最实用，经方最朴实，经方最规范。我一搞就是 20 多年，几乎没有停止思考的一天。我搞经方很有成就感。我主持的经方专业网站"黄煌经方沙龙"已经 10 多年，点击率达 1570 万；我编写出版了《中医十大类方》《张仲景 50 味药证》等书，一印再印，海外发行了日文版、韩文版、德文版、英文版，还有繁体字版，甚至出现盗版；我开设《经方应用》课程，越讲越有味；多次出国讲学，将经方推向国际，将经方推向大众。中医的宝贝很多，但是，我只捧经方这块璞玉。

三是学贵求真。就是说，学中医，不求其全，但求其真，贵在搞实实在在的东西；中医虽然有浓浓的文化味，但研究中医必须强调科学性。20 世纪 80 年代，我满怀热情地参与搞中医的多学科研究活动，请古代哲学、古天文、心理学、甚至数学的专家来讨论，来讲学，试图搞中医理论现代化。但是，忙乎了好一阵，感觉心里空荡荡，那些学问似乎另有门道，和中医的临床不沾边。那时的我，很迷茫。后来细读《伤寒论》《金匮要略》才读出味道来。经典不愧是经典，没有空泛的说理，都是具体可见的方证，或是按之心下满痛，或是往来寒热、胸胁苦满，或是心中烦、不得卧，或是心动悸、脉结代。此方用什么药物用多少量，用多少水煎出多少水，一天服几次，服后有何反应等，说得明明白白。后来，我终于悟出这个道理："中医的学问未必都是看得见、摸得着的，但是，科学的中医必定是看得见、摸得着的。学中医，应该从看得见、摸得着的地方开始！"。

（很抱歉，俗话说，三句不离本行。我搞经方，所以都以经方为例，但只是个例子。中医不仅是经方，好东西多着呢！针灸、推拿、中药、养生、药膳、导引、护理、医学哲学、医学历史等。）

执着、责任、创新——南中医人的气质

我在南京中医药大学已经学习工作了 36 年，熟悉很多人，知道很多事，我能感到弥漫在南京中医药大学校园里的一股气。这股气，就是校园精神。南中医的校园精神的准确表述有难度，但我可以说我的感觉。凭我的感觉，南中医人的精神世界有以下三点动人之处：

第一，认真和执着。这是一种治学态度，严谨，求实，较真，一丝不苟，甚至把这种对中医事业的爱融入自己的生命。陈亦人教授一生研究《伤寒论》，晚年他大脑萎缩，住在省人民医院，已经不认识人。我去看他，他只是拉着我的手，喃喃自语，说的还是"伤、寒、论"。其他都忘了，唯独《伤寒论》忘不了！这就是南中医的陈亦人教授，著名的《伤寒论》学者。南中医人擅长编写工具书，著名的大型辞书《中药大辞典》《中华本草》《中医方剂大辞典》都出自南中医人之手。这种书最难编，资料收集，分类整理，文献考证，

不能有一点马虎，花费的人力、物力巨大。你们可以去看看文献所的资料库，那一张张发黄的卡片，那一个个字迹工整的书稿，可以想见当年参与此项工作的南中医人是何种工作状态，是何等的认真和执着！

第二，**责任和担当**。"为天地立心，为生民立命，为往圣继绝学，为万世开太平"，中国知识分子的这种社会责任感，这种价值观，同样体现在南中医人的行为中。承淡安先生最有代表性。先生生活的那个年代，内忧外患，饥馑连年，贫病交迫者比比皆是，而针灸治病，简便验廉，是当时中国平民医疗的最佳选择。先生怀着高度的社会责任感，将针灸推广作为自己一生奋斗的事业。抗日战争期间，先生创办中国针灸医学专门学校，在颠沛流离的艰苦岁月里，仍然坚持针灸教学，先后培养学员 3000 多人，分校遍及南方各省、香港和东南亚地区。承淡安先生后来成为我校前身江苏省中医学校的第一任校长，而且是新中国第一批中国科学院学部委员。承淡安先生是一位了不起的忧国忧民的医学家！他是我心中的伟人。

许济群教授，曾主编五版教材《方剂学》。2003 年 5 月初，非典肆虐，南京也出现非典疑似患者数人，形势十分紧张。8 日，北京中医召开座谈会，吴仪副总理呼吁中医上抗击非典的第一线。许老听到消息，9 日清晨就给我来电话，问我此事情知道否？我告诉他昨晚的新闻联播就播放了。老人很兴奋，他说，现在是中医出来的时候了，并极力鼓励我争取上抗非典的第一线，说："我拼老命也支持你！"老人瘦弱的身躯中原来还充满着一腔沸腾的热血！许老的这句话，至今余音不绝！

第三，**激情与创新**。搞中医不是玩家家，困难多，挑战多，需要智慧和勇气，需要极强的求知欲和探索欲，需要有创新开拓精神。

20世纪的50年代，是现代高等中医教育的发足期和草创期，办学条件极其艰苦，没有经验，没有教材，但是，一批来自省内的中青年中医聚集在金陵古城，怀着建设新中国的热情，师生团结，兵教兵，官教兵，从无到有，在短短的几个月时间，就编写出来《中医学概论》，这本书成为现代中医学的奠基之作。南京中医药大学的这段历史，成为现代中医教育史上辉煌的一页。

叶橘泉先生，是江苏省中医院的第一任院长，也是江苏省中医学校的副校长，他与承淡安先生都是中国科学院的最早的学部委员。他在20世纪30年代就倡导中医的科学研究，特别是临床研究；他重视经方的应用及研究，也重视民间验方的收集整理。同时，他也密切注视着日本等国的汉方医药研究动向和方法，并及时地将其引入中国。"文革"期间，他被扣上了"里通外国""反动学术权威"和"走资派"三顶帽子被批斗，住牛棚，干杂活。身处逆境，但他始终没有放弃为之奋斗的事业，25万字的《食物中药与便方》就是在"五七干校"劳动改造的时候写成的。

周仲瑛先生是我国中医界的一员骁将。20世纪70年代末，江苏的流行性出血热十分猖獗，死亡率居高不下，省政府指示中医介入。先生临危受命，率领科研小组下疫区，根据经方桃核承气汤以及后世验方清瘟败毒饮等研制了数种中药制剂，很快解决了急性肾功能衰竭期、休克期等难题，病死率仅是1.11%，远远低于其他疗法，大长我中医志气。20世纪80年代，先生力主中医急症学，在全国率先组建了中医急难症研究室，创建了中医内科急症学科。没有临床的功力，谁敢碰急症这个硬骨头？横刀立马，唯我周老院长！

认真与执着、责任与担当、激情与创新，成为南中医人的优良气质，也是让我作为一位南中医人感到骄傲和自豪的理由。当今，我也以此为前进的标杆，砥砺鞭策的动力，并努力加以践行。我坚信，在座的各位南中医的新人，以后一定能传承这股南中医人的精气神，为中国特色的医疗保健事业的发展，为弘扬民族精神和中华传统文化，为实现中华民族的伟大复兴的中国梦，做出南中医人更大的贡献！

谢谢大家的静听！祝各位研究生学业有成！

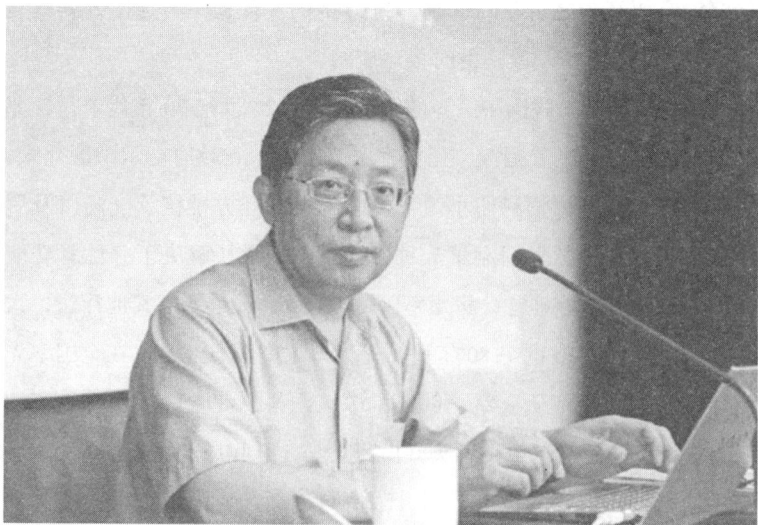

2014 年摄于上海

在欧洲中医学会成立大会上的发言 | 2015-10-07

欧洲经方中医学会在金秋十月的法兰克福成立了，这是中医学外传史上的一件大事。

经方与针灸，是中医学的宝贝。20个世纪70年代开始，针灸从中国走向世界，掀起了第一次中医热。这些年，经方开始走红，已经成为助推第二次国际中医热的引擎！

在欧洲推广经方有其独特的优势。

第一是纯中医的行医环境。欧洲的中医必须采用单纯中医的治疗手段，为观察经方疗效，开展经方研究提供了非常有利的社会环境和条件。

第二是医药分家的执业制度。在欧洲，医生只管开药方，不考虑药价贵贱，就促使医生专心研究医术，安全有效而且经济实惠的经方必然成为医生的最佳选择。

第三是保守文化的氛围背景。欧洲重视传统文化，尊重坚守传统的行业与人员。经方是中华民族的传统文化，而且具有巨大的实用价值，与针灸一样，一定会引起欧洲民众的关注和喜爱。

经方如何推广？学会任务是什么？我有几点建议：

首先是经方培训。要组织国际经方教学力量，尽快对欧洲临床中医师、针灸师开展常用经方应用知识和实用技术的培训。欧洲需要几所经方学院。

其次是开展学术交流，特别是开展欧洲各国之间乃至国际间的合作和交流。可以通过举办大型学术会议、开设专门网站和公众平台、创办经方专业刊物等办法，开展学术交流，尽量让经验共享。

其三是医药联手。经方的培训和学术交流必须得到制药行业的支持，经方制剂的开发也需得到医生的参与。欧洲需要质量一流、服务一流的经方制药公司或经方配送公司。

其四是社会普及。经方源于中国人的生活经验，同样适合于欧洲民众，但必须加强宣传和普及。可以利用大众媒体开展经方的科学普及工作，推介一下简单实用的经方，让经方走进欧洲民众的家庭。

最后，希望学会成员团结一致，贡献自己的才能智慧，联合全欧经方爱好者和中医工作者，推广经方，应用中药，实现经方惠民的梦！

谢谢大家！

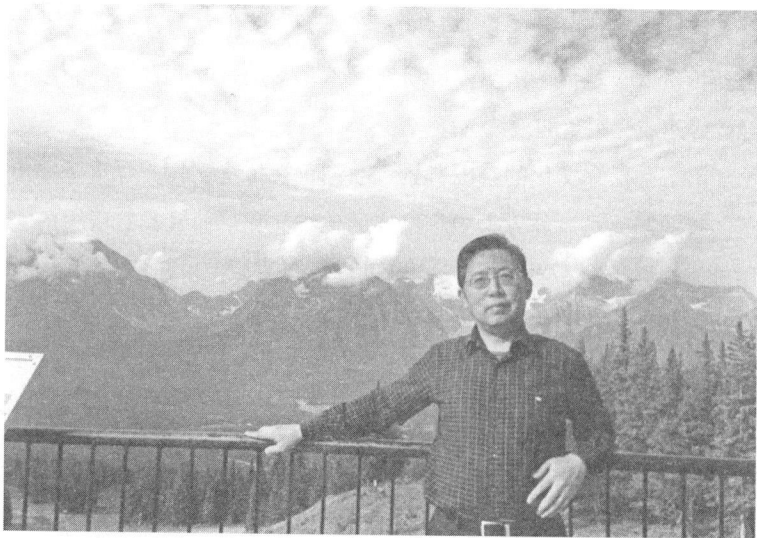

2013 年摄于加拿大落基山

2016 年南京中医药大学
新生开学典礼代表教师讲话

| 2016-09-07

同学们：

欢迎你们来到南中医！从今天开始，我们将在仙林这片山水间共度 3～5 年甚至更长的时光。你们的到来，是一件让南中医全体老师们开心的事情，因为，老师之所以是老师，就是因为有学生，师生本来就是一个共同体。

我先给大家说一个动物实验。一组在水池里游泳的实验老鼠被科研人员设定其活力的极限是 8 分钟，也就是说，8 分钟后一般都将沉入水底。实验开始了：5 分钟的时候，科研人员在水池里放入一个跳板，让老鼠逃生。这个动作要反复多天、反复多次，目的是让老鼠形成记忆。有一天，科研人员不放跳板了。5 分钟，8 分钟，16 分钟，最后老鼠居然坚持到了 24 分钟！这是一种什么力量？是希望的力量！同学们，你们踏入大学后，也许有时会迷茫，会不安，会自卑；前面的道路上也许有时会有困难，会有阻力，会有痛苦，但是，无论如何都不能吹灭心中的希望之灯，无论如何都不能放弃改变命运的努力！

大学有什么？我说，大学有三宝。第一，大学有一批教授。教授是学术的传承者和守护者，他们是特立独行的学术大咖，他们是大学精神的宿主。一个不会利用教授以及大学老师的学生，不是真正的大学生。第二，大学有一个图书馆。这里所说的图书馆不仅仅是指学校仲景广场前的那栋庞大的建筑物，而是说大学是一个知识的集散地，是信息资源的高地。一个不会利用情报资料、图书文献的大学生，也不是真正的大学生。第三，大学有一个公平竞争的环境。人都是懒惰的，都喜欢悠闲，但读大学不允许这种状态。不敢面对挑战和竞争，那等于没有上大学！我相信几年后，你们一定能像石膏那样沉潜，像黄连那样执着，像甘草那样包容，像大黄那样坦荡，像麻黄那样勇敢，像附子那样敢于担当！

我曾问新生一个比较私密的问题：遇到新同学，你们最关注的是什么？有位女同学笑着说：先瞟一眼，看看哪个男同学像张继科，最好有个《微微一笑很倾城》的杨洋！这位女同学的笑话，男同学千万别往心里去！你们一定知道这个爱情定律：男女相互吸引的持久魅力，不是外表的容貌，而是内在的学识和自信，是那一份超凡脱俗的淡定和从容。这种气质的形成，除了读书与学习，别无他途。

同学们，请抬起头，看看那方寸屏幕以外的世界吧！"生活不止眼前的苟且，还有诗和远方"。读书吧！运动吧！实践吧……让汗水冲走焦虑，让友情寻来愉悦，让竞争树立自信，让挫折磨砺心灵。我们希望你们成才、成家、成名，为了这个历史悠久的民族，为了这个光荣伟大的国家！这是你们父母的希望，也是我们当老师最大的满足！

谢谢大家！

在国际经方学院揭牌仪式上的讲话　　| 2016-10-16

各位领导：

各位嘉宾、同志们：

经方之名，始于《汉书艺文志》；经方之实，存于《伤寒杂病论》。经方形成于商朝，成熟于东汉，与《黄帝内经》等医经并列为中医学的两大流派。

经方是经典之方。经方蕴含着前人认识人体、治疗疾病的思想方法，记录着中华民族使用天然药物的经验结晶，是中华民族的宝贵遗产，是人类文明的重要组成部分。

经方方小药少，可以说不花钱能治病，花小钱治大病。经方不让广大百姓充分利用，中国特色的医改就不完美。

经方方证明确，是中医临床的规范。经方不继承，中医学的人才培养都有缺陷。

经方语言质朴，是中医思维的象征和符号。经方蕴含了中医治病的经验和事实，经方不研究，中医学术就无法进步和发展，与现代科学的融合就缺乏了接口。

经方流传几千年，是中华民族的原创，是中医学的核心技术。经方倘若失传，上对不起列祖列宗，下对不起子孙后代！

但是，这几十年来，《伤寒论》《金匮要略》等经典彰而不显，经方也隐而不露。我国中医界杂方、大方充斥，不会用经方、不想用经方的现象十分普遍。制药行业热衷于引进国外新药，对传统经方制剂表情淡漠。昂贵的保健品、滋补品的大行于市，而经济实惠且治病救人的经方却悄然无声。

然而，日本对经方的研究由来已久，经方制剂开发多年，质量一流；美国有一批研究《伤寒论》喜欢经方的医生；去年全欧经方学会在法兰克福成立；澳大利亚、加拿大、英国、法国、意大利、葡萄牙、爱沙尼亚、韩国、马来西亚、新加坡等都有许多应用经方的医生；台湾开经方的医生非常普遍，经方颗粒剂销售到许多国家。在全球经方热到来之际，开展经方的研究与教育，确立我国在经方医学上的主导权和话语权，刻不容缓！

让人欣慰的是，中国不乏有识之士，关于重视经方的呼吁以及推广经方的行动从未停止。21 世纪初的广州，李赛美教授团队在邓铁涛先生的指导下，开始国际经方班的培训，名扬海内外；在北京，冯世纶先生等力推胡希恕六经方证，郝万山教授等传承刘渡舟伤寒学说，均引起世人关注；全国各地都在演绎经方故事，一批经方研究者脱颖而出。经方终于开始热了！在网上，经方成为热词；在书店，经方书籍热销；在基层，经方培训成为热门；在医院，经方成为临床医生们寻求疗效突破的热点。目前，已经到了发展经方教育的最佳时机！今天，国际经方学院的成立，是南京中医药大学领导层的一次英明决策，也是江苏中医对全国乃至世界中医药事业所做的一点贡献。

江浙沪是经方家的摇篮。宋代有许叔微、朱肱；清代有徐灵胎、尤在泾、柯韵伯、王旭高、余听鸿；近代有曹颖甫、章太炎、余无言、范文虎、陆渊雷、祝味菊。南京中医药大学有研究经方的传统和基础。新中国成立后的学部委员我校有两位，一位是针灸家承淡安先生，一位就是经方家叶橘泉先生。宋爱人先生、樊天徒先生、吴考槃先生、曹仲苓先生、陈亦人教授、张谷才教授都是研究应用经方的大家。吴以岭院士还是当年我校《金匮要略》专业首届研究生。在先贤的启示和激励下，我们从 20 世纪末开始，致力于经方的推广。1999年开讲《张仲景药证》；2004 年，开通首家公益性网站"黄煌经方沙龙"；2006 年开讲《经方应用》选修课。我们编写了上百万字的经方专著，《张仲景 50 味药证》《中医十大类方》《黄煌经方使用手册》《药证与经方》等分别译成英、日、德、韩等文字出版。今天，国际经方学院的成立，是南中医人自加压力的举措，也是一次中医药教育改革的探索。胡刚校长曾用"南中医的特区"来定位国际经方学院，是非常贴切的，也是给我们具体操办者极大的鼓励和支持！

国际经方学院的设想如下：

——我们要开展面向海外以及面向基层的经方培训，培养一大批熟悉经方、为百姓解决病痛的临床医生。

——我们将开设面向本科生的必修课或选修课，尝试经方特色班的教学实践，让经方教育逐步与现代中医高等教育体系相融合。

——我们要参与研究生教育，培养一批有较强临床能力，能独立开展中医临床研究与文献研究的经方专门人才。

——我们要开展经方的文献研究、临床研究及实验研究，要进一步规范和完善经方方证，并逐步弄清经方作用机制。当前特别要重视经方医学史料的收集与整理，开展经典文献的现代阐释，整理与总结历代经方家的学术思想与经验。

——我们要寻求与制药公司的合作，开展经方制剂的研制和开发，开拓经方现代制剂市场。

——我们要办好一批经方门诊，让经方为解决民众的常见病、多发病、疑难病提供服务。

——我们要开展家庭常用经方的普及推广，让经方进社区，进家庭，培养千万个"经方妈妈"。

——当今世界，合作与交流是不可阻挡的潮流。作为中国的第一家国际经方学院，我们愿意和感兴趣的海外中医教育机构以及相关学术团体组织合作，开展经方的国际学术交流，开设经方培训班，开办国际经方分院。

经方推广，事关大局，事关长远。我们期待继续得到地方各级政府以及教育、医疗、卫生行政部门领导的支持与指导，期待海内外中医药界有识之士的出谋划策，期待对中医事业感兴趣的社会各界以及经方爱好者的支持，期待新闻出版界的关注和呼吁。国际经方学院脱胎于南京中医药大学，隶属于南京中医药大学，我们期待南京中医药大学兄弟院系、各附属医院以及各位教授们的鼎力相助。长江后浪推前浪，经方更需后来人。我们期待年轻一代能勇于创新，敢于争先，尽快成长。唯此，才能推进经方的普及推广事业，才能做到还方于民，藏方于民，才能最终实现经方惠民的宏愿。

国际经方学院筹备过程中，农工党中央主席陈竺副委员长在百忙之中给我们发来了贺信并做了重要的指示，国医大师邓铁涛教授、周仲瑛教授、夏桂成教授、王琦教授、孙光荣教授、刘祖贻教授给了我们的殷切题词和厚望，海内外各友好单位及团体、各位专家学者同好给我们发来了许多贺信、贺词、贺诗。这是一份份热切的鼓励和期盼，这是我们做好工作的动力和智库。我们一定会努力进取，勇于探索，做到像陈竺副委员长要求的那样："在传承中创新，在创新中发展。"把南京中医药大学国际经方学院打造成"一个讲好中医药故事、传播好中医药文化、促进东西方医学融合发展的国际平台"。

谢谢大家！